死の不安を乗り越える
「大ホリスティック」な生き方

生と死を統合する新時代の医療と養生

帯津良一

ワニブックス
PLUS新書

はじめに

人生の幸せは後半にあり

２０１６年5月に大ホリスティック医学を提唱してから2年6カ月が経過した。理想の大ホリスティック医学への道はまだまだ遠い。これは十分にわきまえている。しかし、うれしいことに病院という場のエネルギーは明らかに高まりを見せはじめている。

病院という場のエネルギーを高める要因は職員一人ひとりの意識と志《こころざし》である。一人ひとりが自らの役割を認識し、それぞれの掲げる理想に向かって歩を進めることである。

ということは、この2年6カ月の間に、意識と志の高い新手《あらて》が加わるとともに、古手《ふるて》の意識と志もより高みに向けて照準を合わせたのではないだろうか。うれしい誤算とはこのことかと、ほっと胸を撫で下ろしたときに一瞬にして閃いたのである。

「そうか！　これは古きも新しきも大ホリスティックに向かうことによって、日々大ホリスティックな生き方が身についてきたということなのだ！」と。

そうか、大事なのは大ホリスティックな生き方なのだ！　大ホリスティックな生き方あっての大ホリスティック医学なのだ。そして忽然《こつぜん》と悟ったのである。大ホリスティックな生き方をする人を一人でも多く世に輩出することによって、やれ天災だ！　やれ紛争だ！　という凋落著しい地球の場の生命力を高めることができるのではないかと。

ということで、大ホリスティック医学を追い求めることと併せて、大ホリスティックな生き方を広めていくことにしたのである。

ところで、大ホリスティックな生き方とは何か。

攻めの養生然《しか》り。生命の躍動然り。

歓喜と創造そして来世への展望然り。

道を楽しむ者は命長し然り。

粋に生きること然り。

互いの生きるかなしみを敬い合うこと然り。旅情に浸ること然り。

じつに多岐にわたる。すなわち、人生の幸せは後半にありということか。

２０１８年11月

帯津良一

もくじ

第4章　大ホリスティック提唱後の歩み

第1章

大ホリスティック事始め

(1) 日本ホリスティック医学協会会長を辞任

2015年11月、18年間務めてきた日本ホリスティック医学協会会長をやめたあと、しばらくは沈思黙考。特別なアクションを起こさず、ひたすら18年間の来し方に思いを巡らせていた。

まずは、会長として日本ホリスティック医学協会の発展にどれだけ貢献できたかということを振り返ってみた。ところがこれがどうも心許ないのである。もともと会長としての資質に欠けるのだ。大体が問題意識というものがない。理事会で皆さんの意見を聞いていると、どなたの意見ももっともに思えてしまうのである。さらにリーダーシップにも欠けるのである。理想の医学、ホリスティック医学を追い求める気持ちだけは人後に落ちないつもりだが、それでは具体的に何をしていくのかということになると、特別なアイデアというものを持ち合わせない。

　また、毎月一回開かれる理事会もなかなか全部は出席できないのである。講演の日程となると1年前ぐらいから決まってしまうので、理事会の日程を示されたときはすでに遅しで出席できないということが多々あるのだ。それでは18年間何をしていたのか？　ということになるが、内心忸怩《じくじ》たるものがあるとしか言いようがないのだ。

　ところが、あるときはっと気付いたのである。私が協会のために尽くしたとすれば、それは講演と執筆によってだと。講演は10年以上前から年間100回が恒例になっている。医者としての仕事があるので、これ以上は無理だ。それに15年以上前の手帳はすでに行方がわからないので、いくぶん想像を交えて、18年間で、およそ1500回と踏んだのである。

　一方、執筆については、あくまでも単行本に限るとして、若い人に調べてもらったところ、18年間で230冊という答えが返ってきた。230を18で割ると、なんと1年間で12冊強である。ひと頃「月刊おびつ」と揶揄《やゆ》されたが、あながち誇張でもなかったようだ。

　とりあえず、協会のほうは講演と執筆で勘弁していただくとして、臨床の医療現場のほうはどうか、これまたつらつら考えてみた。初期の中西医結合の場合を含めると、ホリスティック医学を目指して34年になる。

34年追い求めたとはいえ、まだ一つの方法論としてのホリスティック医学を手にしたわけではない。しかし患者さんは待ってはくれない。一つの方法論としてのホリスティック医学を座して待っているわけにはいかないのである。


そこで次善の策である。分けてしまってはホリスティック医学にはならないことを承知の上で、人間まるごとをからだ（BODY）、こころ（MIND）、いのち（SPIRIT）に分ける。そしてそれぞれに働きかける方法を選んで、一つの個性的な戦略をつくり、これを遂行するのである。

からだに働きかけるのは、あたかも機械の故障を直すような〝治し〟の方法である。もっぱら西洋医学がこれを担当する。こころに働きかける方法としては各種心理療法をこれに当てるが、何よりも大事なのが、治療者と患者さんが一体となることによって生じる〝癒し〟の効果である。そして、いのちに働きかけるのは生命エネルギーを高める

〝癒し〟の方法である。もっぱら代替療法がこれを担当する。

かくなる次善の策を駆使して、私自身としては悔いのない戦いを挑んできたつもりでいたのであるが、ここでちょっと立ち止まって考えてみると、わが病院にはおよそ150人の職員がいるが、その中で私と同じ志を抱いているのはほぼ30人である。残りの120人は普通の人なのである。いや、これでは語弊がある。同志ではなくとも、私のやることはそれなりに理解して、これを妨げないのだから、これはシンパサイザー（SYMPATHIZER）というべきかもしれない。

その通りで、30人の同志がいれば、常に一人や二人の同志が私の傍らにいるので、現状での私なりのホリスティック医学を遂行する上で何ら問題はないのである。だから現状に不満はないのであるが、120人がシンパとはいえ普通の人となると世間は私の病院をホリスティックなアプローチによるがん治療を旗印にかかげた病院とは見てくれないだろうと思ったのである。なんとなく釈然としないのである。

（2）山田幸子さんの生前法要

翌年（2016年）になって、池袋のクリニックの山田幸子看護師長が、もう体力も限界なので戦列を離れたいと言ってきた。彼女はそのとき79歳。少し以前に股関節の手術も受けていて、立ち仕事の多い看護師の仕事がきつくなっていることは十分に理解できたので、彼女の希望を叶えさせることにした。

彼女は帯津三敬病院の初代総師長である。都立駒込病院のICU（集中治療室）に勤務していたのを同僚の誼《よしみ》で口説いて新病院のスタッフとして請じ入れたのである。いとも簡単に応じてくれたが、彼女の払った犠牲は決して小さなものではなかった。

地方公務員という安定した地位を捨てた上に文京区根津という江戸情緒のある故郷の地も捨てて川越にやって来たのである。故郷の地を捨てたことに関しては、その被害ということになると父親のほうが大きかったのではないだろうか。この地での仕事を終え、この地で余生を楽しもうとした矢先だったのである。いまでも父親に対しては申し訳ないという思いで一杯である。

それにしても、わが陣営にあって、彼女は徹底的に私を支えてくれた。いくら私でもここまでは予想していなかった。東京都のがんセンターとしての役割を与えられて新しく門出をした都立駒込病院で、食道がんの手術を担当して、手術に明け暮れ精を出しているうちに、やがて、西洋医学の限界を感じて、中国医学を合わせた、いわゆる中西医結合によるがん治療を旗印にかかげた病院を開設したのである。中国医学はそのほとんどが初体験である。したがって一つひとつ学びながら道無き道を進むといったもどかしさがある。

たとえば漢方等については中国からその道の専門家をお呼びして、一度に1カ月ほど滞在していただき、毎夜の勉強会である。メンバーは副院長と私、薬剤師と鍼灸師そして総師長。講師の先生は近くのアパートに寝泊りしていただき、食事は病院の食堂といった按配。日曜日は病院以外のところにも行ってみたくなる。これらのすべての面倒を見るのが総師長なのである。別に誰かから依頼されたわけではなく、すべて彼女の自発的な行為なのである。

気功についても同じように、中国からの専門家が何日間か滞在して新しい功法を指導する際は必ず参加して、その功法を身につけ、講師の帰国後は自ら率先して、この功法の普及に務めるのである。その上、看護師の誰彼、稀に師長や主任を誘って気功に親しませるのであるから、気功が職員の間に馴染んでいく上で、大きな力になったことは否めない。

病院食については、いろいろ迷った末、わが病院より少し遅れて開院した北京市郊外の「中日友好医院」のがん病棟の入院食である薬粥のメニューを取り入れることにした。まあ言ってみれば漢方薬の入ったお粥さんのことではあるが、薬臭いものが入っているわけではなく、小豆、ハトムギ、大豆、緑豆、木耳《きくらげ》、百合根、枸杞《くこ》など、食用として親しまれたものを入れるのである。ただしあくまでも漢方薬であるから、いわゆる弁証という漢方薬の診断法に則って体質に応じたものを選ばなくてはならない。

そうは言っても、毎食毎食体質別のメニューをつくるなんてことは現実的には無理な話だ。そこで多くの種類を日替り定食のように出して、今日は体質に合わないものに甘んじるが明日は体質にぴたりのものが出てくるというように、平均化を図ろうとしたのである。

初期の頃はベッド数も少ない上に満床ということもなく、入院患者さんの数は30～40人というところだったこともあって、朝食時に私と総師長で病棟をラウンド（回診）して、患者さんの意見を汲み上げて明日のメニューにつなげたのである。

このように彼女はその生活のすべてを病院のために捧げてくれたわけであるから、戦列を離れるにあたって、彼女自身、自分の後半生をそのように評価しているだろうか、文京区の根津に住んで都立病院で仕事をするというライフスタイルを擲《なげう》って、わが陣営に身を投じたことを後悔していないのだろうかということは、私にとってはきわめて気になるところであったのである。

ところがしばらくして、これを機会に生前法要をしたいので、私の空いている日曜日を教えて欲しいと言ってきたのである。それまで生前法要とか生前葬とか話には聞いていたがまったく経験がないので、〝なぜ？〟と訝《いぶか》しんだものだが、どうやら、身寄りのない彼女の両親をはじめとするご先祖様への誠意と重ねて、自分自身の人生に対する誠意の然らしめるところだと理解したのである。

とすれば、彼女は自身の後半生に悔いを残してはいないと胸を撫で下ろすと同時に、あれだけ献身的に私を支えてくれた人生に悔いがないとすると、私の生き方をも肯定していたにちがいないと確信したのである。

そうか、私のやってきたことは方向性としてはまちがっていなかったのだ。満点とは言えなくても及第点には達していたのだ。よし、これで道はきまった。いままでどおりこの道を歩んで行こう。あくまでも理想のホリスティック医学を求めて。

そしていよいよ2016年5月8日、生前法要の日である。ところは「八百屋お七」で有名な曹洞宗の名刹、駒込の吉祥寺。最前列に座って、ご老師様の読経の声を聴いているとき、突然右手の中空に墨痕淋漓《ぼっこんりんり》たる文字が浮かんだのである。「大ホリスティック」なる文字である。

そして、その意味を一瞬にして理解したのである。

（3）大ホリスティックの基本的なかたち

一瞬にして大ホリスティックの意味を理解したといっても一切合切が克明にわかったわけではない。すべては深い霧の中。大ホリスティックの輪郭がなんとか掴めるのみである。まずはこれで十分なのだ。あとは少しずつ明らかにしていけばよいのだ。楽しみはわが目前にありというところである。

そこで、なにはともあれ生前法要の日の2016年5月8日を大ホリスティック元年の正月朔日《ついたち》に定めたのである。次なるはこの〝大〟の由来であるが、古代ギリシャの医聖ヒポクラテス（Hippocrates／紀元前460頃〜375頃）が、それまでのシャーマンの医学から経験医学の樹立に向かって歩を進めながら、その場を与えてくれた祖国ギリシャを〝大ギリシャ〟と呼んだことに因んだのが一つ。

もう一つは、

バルトロメウ・ディアスの喜望峰の発見（1488年）

クリストファー・コロンブスのアメリカ大陸の発見（1492年）
ヴァスコ・ダ・ガマによる喜望峰を経由してのインド大陸への上陸（1498年）
フェルディナンド・マゼランによる世界周航（1522年）
などに代表される、スペインやポルトガルあるいはイタリアの冒険者たちによる「大航海時代」に因んだものである。

次に大ホリスティックを特徴付ける基本的なかたち、あるいは概念について考えてみたい。

①人間まるごととはなにか

左ページの図1のように自然界は場の階層からできている。しかもそれぞれの場は孤立した存在ではなく、上の階層は下の階層を超えて含むという関係にある。つまり上の階層は下の階層の保有しているすべての性質を持ちながら、さらにプラスαを持っているのである。

素粒子から虚空まですべての場は連結しているのである。これまでの私のホリスティック医学は人間という階層だけを取り出して、これをもって人間まるごととしていたのである。これでは小ホリスティックなのであって、素粒子から虚空まですべての階層を一つとして取り上げてこそ、本当のホリスティックつまり大ホリスティックなのである。

家庭も職場も地域社会も場の営みとしてとらえ、その当事者一人ひとりがそれぞれの場に関与している状態をそっくりとらえて人間まるごとなのである。したがって私たちの内なる生命場のエネルギーが生命であるとして、内なる生命場は環境の場の一部であり、その関係が次々と上に遡って行くと虚空に到達する。つまり、私たちの生命というものは人間の形をした一人

図1　場の階層

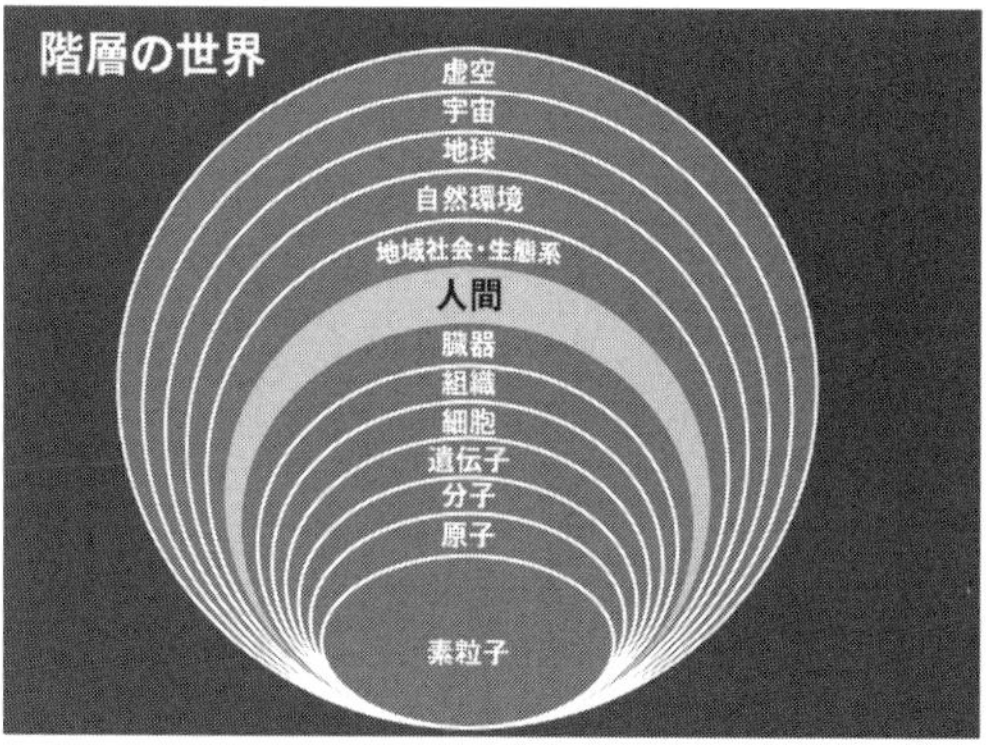

の中に留まらず、虚空いっぱいに広がっているということに留意しなければならないのである。

一方、内なる生命場そのものも場の階層から成っている。臓器の場から細胞の場、遺伝子の場、分子の場と場の細小化が続き、最後は素粒子の場に到達するのである。病一つを考える場合も一つの臓器、一つの細胞の病としてスタティックに考えるのでなく、ダイナミックな臓器の場、細胞の場の動きとしてとらえることになる。

②医学は個物から場へ

人間のあるいは生命の本性が場であるとすると、医学の本来の対象は生命の場ということになる。まずは左ページの図2を見ていただきたい。これは大乗仏教の「唯識」で仏教学説の一つである。一切の存在はただ自己の識（心）の作り出した仮のもので、識のほかには事物的存在はないと説く。唯識では人間の心を表層心と深層心合わせて八層に分けている。表層心は眼識《げんしき》、耳識《にしき》、鼻識《びしき》、舌識《ぜつしき》、身識《しんしき》、意識《いしき》。深層心は末那識《まなしき》と阿頼《あら》耶識《やしき》である。まず眼、耳、鼻、舌、身はいわゆる五感の世界で、換言すれば個物《こぶつ》（個々のもの。感性に直接与えられ、このもの、あのものという一回的性格を持つもの）を対象とする。第六識の意識は認識し、思考する心の働きで、第一識から第五識までの感覚的知覚に対して、純粋に内向的な精神活動のことである。

心とは刻々と変化する内なる生命場の状態が脳細胞を経て外部に表現されたものと考えるならば、心の本体は場ということになって、ここで初めて場の登場である。つらつら考えてみると、私のこれまでやってきたホリスティック医学は、どうやら人間まるごとをこの第六識に焦点を合わせて考えていたような気がする。とりあえずは「小ホリスティック医学」と呼んでおこう。

図2　唯識

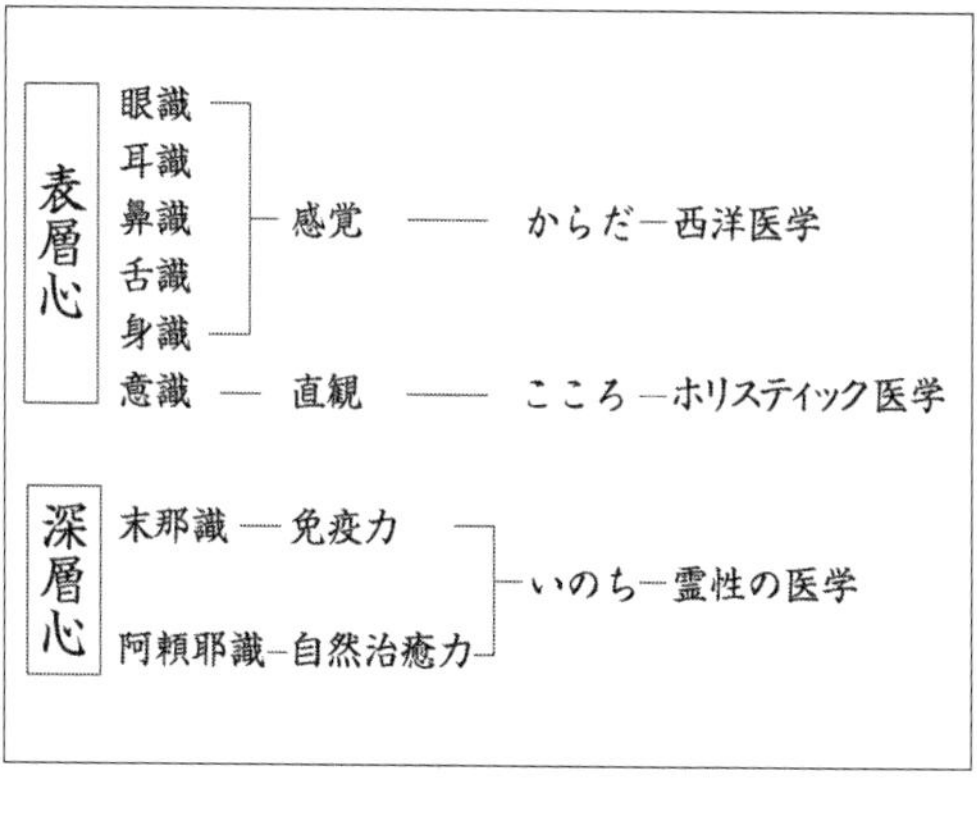

次いで深層心に入り、第七識は末那識である。これはあくまでも自己にこだわる世界であるから免疫学の世界である。免疫学を場の医学として確立したのは多田富雄先生である。ここは先生の著作である『免疫の意味論』（青土社）から引用しよう。

免疫系というのは、このようにして、（引用者注・造血幹細胞という）単一の細胞が分化する際、場に応じて多様化し、まずひとつの流動的なシステムを構成することから始まる。それから更に起こる多様化と機能獲得の際の決定因子は、まさしく「自己」という場への適応である。「自己」に適応し、（中略）「自己」というシステムを作り出す。この「自己」は、成立の過程で次々に変容する。

こうした「自己」の変容に言及しながら、このシステムは終生自己組織化を続ける。それが免疫系成立の原則である。

免疫とは場の営みだったのである。しかし、まだ純粋に場の営みではなく、リンパ球やマクロファージ、サイトカイン、樹状細胞などの個物も働いている。それでも第六識の脳細胞という個物に較べればはるかに少ない。

だから免疫学は小ホリスティックより少し進んだところにある。つまり純粋な場の医学に向かって、より肉迫しているのである。最近の免疫学の進歩には目を見張るものがあるが、まだ完成の域には達してしない。

免疫学が晴れて完成の域に達したとき、その先に純粋な場の医学である阿頼耶識が見えてくるのではないだろうか。これぞ大ホリスティック医学である。とりあえずは霊性の医学としておこう。

ある友人が、小ホリスティックと大ホリスティックを小乗仏教と大乗仏教の関係に譬《たと》えてくれた。決してまちがいではないだろう。

「小乗」と「大乗」について調べてみた。まずは『広辞苑』(岩波書店)。

【小乗】成仏を目指さず自己の涅槃（ねはん）を求める声聞（しょうもん）や縁覚（えんがく）の立場を、大乗の立場から批判的に名づけたもの。

【大乗仏教】紀元前後頃からインドに起こった仏教の一派。従来の仏教が出家者による涅槃の獲得を目標としていたのを小乗仏教として批判し、自分たちを菩薩と呼び成仏を目標とする立場をとった。

これでは小乗がいかにも悪者に思えてしまうので、『広説佛教語大辞典』（中村元《はじめ》／東京書籍）からも引用しておこう。

【小乗仏教】小乗という呼称は、大乗仏教成立以来あったが、「小乗仏教」の呼称は、おそらく明治以降に「小乗」の重要性が再認識されてからつくられたものだろう。

以上のように小乗と大乗の違いはあくまでもスケールの違いであって、目指すところは結局のところ同じと考えれば、小乗と大乗の譬えも良いのではないだろうか。

③生と死の統合

生と死の統合は大小にかかわらずホリスティック医学の究極であるが、大ホリスティックということになると、それだけウェイトが大きくなるし、それだけに積極的に鋭意努力することが求められる。生と死を統合するためにいくつかのステップがあるので、これを心がけていく。

○養生に留意する

ホリスティック医学は人間まるごとであるから〝病〟というステージだけでなく〝生老病死〟のすべてのステージを対象とする。つまり医療と養生の統合ではじまる。どのような養生も日数を重ねたほうが効果が高まるのだから、病を得てから始めるよりも元気なうちになるべく早くから始めるべきなのである。とは言っても成長期にある高校卒業まではあれこれ考えず、学校体育と部活動が中心で良いだろう。食養生については育ち盛りということを考慮すれば、好きなものを好きなだけ摂取することだ。

成人になって50歳までは自我の確立の時代であるから、精神力と体力を高めて社会のために貢献できる人間になることだ。そうして50歳を迎えて自我が確立したなら、あとは自己実現の時代である。換言すれば〝攻めの養生〟の時代である。

自らの身体をいたわって病を未然に防いで天寿を全うするという守りの養生がこれまでの養生なら、ひるがえってこれからの養生は焦点を身体から生命に移動して、日々生命のエネルギーを高めつづけ、死ぬ日を最高に、その勢いを駆って死後の世界に突入するというのが攻めの養生である。

自我を確立するためには強い身心を手にしなければならないので、運動と食養生そして心の修行などが必要になる。当然のことながらここには競争の原理がはたらくことになる。一方、自己の実現のためには強い身心の代わりに、攻めの養生によって生命エネルギーの高揚をはかることが要求される。攻めの養生に競争の原理は無用の長物となる。

生命エネルギーの高揚のためにはなんといっても心のときめきと気の養生が必要だ。心のときめきはどうして起こるか。フランスの哲学者、H・ベルクソン（Henri-Louis Bergson／1859～1941）によると、内に生命の躍動が起こって生命エネルギーがあふれ出ると、その人は歓喜に包まれる。その歓喜はただの快楽ではなく、そこには必ず、創造を伴っている。何を創造するのか。自己の力をもって自己を創造するのだという。そのときめきは向上する心を生み出す源となるものなのである。

心のときめきは食の養生、気の養生でも起こり得るが、予感や直観によって起こるものも大きい。予感や直観を磨くのも心の養生なのだ。一方、気の養生といえば気功、ヨーガ、太極拳、神道の行法など虚空と気のやり取りをおこなう呼吸法だ。

呼吸法の養生法としての効果にエビデンスを求めても、とても得られるものではないが、私の呼吸法歴は40年。院内の道場で切磋琢磨する「患者の会」の仲間たちには30年選手がごろごろしている。自分の体調を思い、かつ彼らの体調を観察していると、エビデンスはなくとも、その効果は十分に実感できる。

○来世への展望

次に、攻めの養生は死後の世界に突入して終わるのであるから、来世への展望を持つことが好ましい。来世があるかないかと言ったって誰もわからないが、日々、攻めの養生に勤しむかぎり、ないと困るのだ。なぁに折にふれて旅情に浸るとき、先に逝った誰彼を思い出し、久闊《きゅうかつ》を叙すればいいのである。何回も重ねているうちに、来世に親しみが湧いてくる。

○死を手中に収める

来世に親しみが湧いてきたら、次は死を手中に収めることである。誰もが例外なく一度は死を迎えるのだから、死を怖れたり忌み嫌ったりするのは若いうちだけにして、年齢とともに少しずつ死を手繰り寄せてきて、いつかは我が物とすることだ。

私は現在82歳。かなり死が近くなっていることは確かだが、それがいつ頃かなんて考えたって詮もない。死はわが人生のラストシーンと思うと、少しずつ楽しみになってきた。というのは昔、映画少年として鳴らした者として、名画は皆ラストシーンがすばらしいことを知っているからだ。

たとえばジョン・フォード監督の『駅馬車』（1939年）だ。

酒場の喧噪と通りを行き交う人々でさんざめくローズバーグの街の宵。一台の二人乗りの馬車が、いままさに街を去ろうとしている。馭者を務めるのは脱獄囚で、たったいま、仇敵を倒したばかりのリンゴ（ジョン・ウェイン）。助手席にはリンゴを慕う酒場女のダラス（クレア・トレヴァー）。

見送りは、アパッチの襲撃から駅馬車を救った功労者のリンゴを見逃すことにした保安官のカーリー（ジョージ・バンクロフト）と酒をたかる常習犯の酔いどれ医者のブーン（トーマス・ミッチェル）。

動き出した馬車を凝視したまま、傍らのブーンに保安官が声をかける。

「おい！　今夜は飲もう。……俺がおごるよ」

言われたブーンも同じく馬車を見つめたまま、

「う、うん……一杯だけな！」

本来なら喜んでおごってもらうのに、彼もまた共にアパッチと闘ったリンゴに親愛の情を抱いているのだ。だから自腹を切って飲みたいのだ。いやあ、最高のラストシーンだ。

同じジョン・フォード監督の『荒野の決闘』（１９４６年）もいい。ＯＫ牧場の決闘でクラントン一家を倒して、トゥームストーンの町に平和を取りもどしたワイアット・

アープ（ヘンリー・フォンダ）は保安官を辞めて帰郷することになる。町外れまでワイアットを送る〝いとしの〟クレメンタイン（キャシー・ダウンズ）。ドク・ホリディ（ビクター・マチュア）を追って東部からトゥームストーンにやって来て、ドク亡きあと、小学校の教師として、街に残ることにきめたクレメンタインに対するワイアットの言葉がいい。

西部劇でお馴染みの広大な荒野をバックに、

「私はクレメンタインという名前が大好きです……」

後年、中国は内蒙古自治区のダオール旗だと思ったが名称は定かでない少数民族の旗を訪問した際、国境まで旗長さん自らが見送りくださったとき、このラストシーンを思い出したものである。

ジョン・フォード監督は余程粋な人だったのだろう。私などとても及びもつかないが、すでにわがラストシーンもいくつかイメージをしている。その多くが酒と女性が絡んでいるので恥ずかしくて口外できないが、時に一人で手酌を楽しみながら思い出すのも乙《おつ》なものである。

第2章

大ホリスティックに至る経過

（１）中西医結合によるがん治療を旗印にした病院を開設

１９８２年11月

○漢方薬

当初は45床の病院。医師は東京大学第三外科の後輩の高野征夫《まさお》先生と私の二人。二人とも外科医で中国医学の経験はまったくない。そこで漢方薬に造詣の深い放射線科の鈴木健之《けんじ》先生（埼玉医大）と小原恵《おはらけい》先生（東大第三外科）をパートタイマーでお願いした。

私自身はというと、漢方薬のエキス剤を普及させようと、いろいろ手を尽くしていた津村順天堂さんが企画する勉強会にはできるだけ参加した。なかでも台湾の張明澄《ちょうめいちょう》先生の講義は漢方薬の基礎を学ぶ上で大いに有益であった。

しかし、漢方薬によるがん治療となると、まだわが国では、その人材を得るのはきわめて困難であった。そこで１９８０年の初めての訪中の際、知り合った北京市がんセンターの李岩《りがん》先生に教えを請うことにした。何度か招聘の手続きをとったが、なかなか許可が下りない。地団駄踏んでいたところ、彼が新設なった中日友好医院の副院長として栄転するや否や、さっと許可が下りたのである。地位の高低によって、その権限が違うのかなと思ったが、李岩先生に訊いてみたわけではない。

それから先生は数回にわたって川越にやって来たが、いつも1カ月間滞在して、前述のように土・日を除いて連日の講義である。これはこれでずいぶんと勉強させていただいたが、それとともに、中国で開催される漢方薬によるがん治療をテーマにした学会に参加したことも大いに勉強になった。

李岩先生がその開催を知らせてくるのである。その頃はいまのように電話が普及していないので、いつもKDDを通じての電報である。受け取ると、万難を排して出かけていくのである。いつも先生が北京空港で出迎えてくれて、あとも付きっ切りである。本当にお世話になった。おかげで、漢方薬によるがん治療の基礎を身につけることができたと感謝している。

さらに、当時は国際学会もよく開かれ、津村順天堂さんのお世話でよく出かけたものである。中韓日の三国の勉強会も何回か開催され、韓国のレベルの高さにいつも舌を巻いたものである。

○鍼灸

東大病院の時代から都立駒込病院の時代を通して八光流柔術を学んでいたので小林健二さんとの知遇を得たのは幸いだった。八光流柔術は相手の経穴《けいけつ》や経絡《けいらく》に瞬間刺激を与えて倒す武術なので、自ら鍼灸師さんのお弟子さんが多かったのである。その中でも柔術にも鍼灸にも一頭地を抜いて熱心だった小林健二さんを口説いて、わが病院の鍼灸部の基礎を築いてもらったというわけである。

彼の真摯な姿勢が伝統となって、代々優秀な鍼灸師さんたちによって、引き継がれてきて現在に至っている。

○気功

1980年の初めての訪中の際、北京市肺腫瘤研究所附属病院で、これまた初めて気功を目の当たりにして、気功こそ中国医学の対がん戦術の中のエースであると直観したこともあって、新設の病院に狭いながらも気功の道場を併設したことは我ながら図星であった。爾来、気功は終始わがホリスティック医学の中核を成してきたからである。

最初は八光流柔術、調和道丹田呼吸法、楊名時太極拳という和製の気功でスタートした。その後、中国との交流が足繁くなるにつれ少しずつ功法が増えていく。まずは上海の曙光医院の中医師である黄健理《こうけんり》さんが放松功《ほうしょうこう》と保健功をもたらし、北京の看護師である楊秀峰《ようしゅうほう》さんが宮廷21式呼吸法をもたらした。

１９８８年の上海国際気功シンポジウムに参加したのを機に上海市気功研究所との交流が始まる。当時の研究所には気功の達人がたむろしていて、まさに梁山泊の感があった。私が手持ち無沙汰にしていると、達人の誰彼がやって来て、俺の技を見てくれないかと言い、私の目の前で披露してくれるのだ。演者一人に対して観衆が一人であるから、これは目の保養になった。

なかには感動のあまり声も出ないという技に出会うことがある。はっと我に返って、この功法を何年ぐらいやっておられるのかと訊くと、異口同音に、40年という答が返ってくる。ここで気功は40年という考えがすっかり私の中に刷り込まれてしまったのである。そこで、川越のわが道場で、練功に余念がない皆さんにあるとき、

「気功は、つべこべ言わずに40年。40年経ったら、つべこべ言ってください」と宣言し

たものである。わが道場はまだ36年目。至って静かなものである。

また、ご自分では一切、気功をやらないのに理論家としては当代屈指の馬済人《まさいじん》さんと知り合ったのも貴重な経験であった。いつも書斎風の自室で静かに書き物をしていたが、一夕、街のレストランで杯を酌み交わしたことがある。酌み交わすと言っても、馬済人さんは酒を飲まないので、私の独酌でしたが。その後まもなく彼の訃報に接したものの、病の詳細についてはわからない。ただ、それからお付き合いを深めて、いろいろ学ばせてもらおうと思っていただけに残念でならない。

林雅谷《りんがこく》、柴剣宇《さいけんう》、黄健《こうけん》の諸氏と交流を深めたが、林雅谷氏の紹介で女性の汪希文《おうきぶん》さんが3週間川越に滞在して、智能功《ちのうこう》の指導に当たってくれたおかげで、病院功法の一つとして定着してくれたのはありがたかった。

また北戴河《ほくたいが》気功療養院との交流も忘れられない。北戴河は当時北京から列車で東へ5時間ほどの渤海《ぼっかい》湾を望む景勝の地。松林の中に気功療養院のいくつもの建物が点在していた。近代医療気功の祖と慕われる劉貴珍《りゅうきちん》先生の拠った気功療養院で、１９５０年代に『気功療法実践』を著して「気功」という名称を提案し、かつ定着させた先生の功績はあまりにも大きい。彼の法灯を継ぐ張天戈《ちょうてんか》さん、劉亜非《りゅうあひ》女史との交流もなつかしい。折しも、劉貴珍先生の銅像の除幕式に招かれ、当時まだわが病院の職員であった鵜沼宏樹《うぬまひろき》さんと二人で出かけて行ったことも良き思い出である。

○食養生

前述したように、これはまず私の病院より少し遅れて新設成った北京市郊外の「中日友好医院」のがん病棟のメニューをお借りした。李岩先生のご好意である。人手と経済的な理由で、とても弁証にしたがっては無理なので、まずは10種類ほどをメニューとして、これを日替り定食のようにして朝食としてみた。栒杞《くこ》の実の赤、緑豆の緑が白粥に映えて美しい上に味もなかなかだ。病棟での評判もすこぶる良い。

とはいっても一日三食すべてでは飽きるので、これはあくまでも朝食だけで、昼と夕は玄米菜食とした。あくまでも選択制であるが、これは現在も続いている。その上、これもあくまでも入院中だけのことで、自宅では食はときめきの根源と考え、自分の理念を築いていくように指導している。

（2）中国内蒙古自治区ホロンバイル大草原で虚空に出会う

1987年6月

ホロンバイル大草原は当時の行政単位で言うと、ホロンバイル盟に属する（現在はホロンバイル市に改編）。盟の中心都市ハイラルにある盟立病院にがんセンターが併立されたのを機に、記念講演会が開かれることになり北京の李岩先生に演者としての白羽の矢が立ち、先生の肝煎《きもいり》で私も誘われて二人してハイラル行きと相成ったのである。

1987年6月のことである。

当時まだ空港のなかったハイラルは、モスクワ行きの国際列車で北京からおよそ35時間。到着が早朝の午前3時というのに、ホームは人であふれていた。私たちを迎える人々だという。それだけ海外からの来訪は珍しかったらしい。

通訳はダオール族出身の内科医アルタンサン先生。満州にあった日本の軍医学校出身とあってきわめて流暢に日本語を話す。まずは彼が私のハイラル滞在中の日程を説明。

ごく短い日程の中に私が食道がんの手術を執刀するとあって肝を潰す。

なぜかと言えば、執刀者は患者さんが手術から順調に回復して人心地がつくまで心を込めてサポートするのが外科医としての勤め。術後2日後に北京に帰ってしまう私に執刀者の資格はない。ということで執刀を辞退するが、病院側も簡単には譲らない。

一日半の押し問答の末に、共産党書記の、

「帯津先生のほうが正しい。君たちも見習い給え」

の鶴の一声で一件落着。これもダオール族出身のウインダライ外科部長の執刀。私が第一助手。若い朴棟材《ぼくとうざい》先生が第二助手という布陣で手術は無事終了。

終了した途端にウインダライ先生の私を見る目差《まなざ》しが変わった。病院の幹部の人たちと私が押し問答しているときは、少し離れたところに憮然として我関せず焉《えん》としていたのが、その目差しに、えも言われぬ温かさが宿ったのである。私が徹底的に執刀を断りつづけたことを、同じ外科医として評価したのにちがいない。

そして、川越の私の病院に留学したいと言う。どうぞと歓迎の意を表して、翌日は一同揃って草原に。草原は初夏の陽炎の中に眠っていた。やがて、その陽炎の中に現れた小さな黒点に目を凝らしていると、少しずつ大きくなって人馬の形に。

なんだ！　オマー・シャリフではないか。そう、映画『アラビアのロレンス』（1962）の序盤のシーンである。こちらは草原ではなく砂漠だが、目を凝らしているピーター・オトゥールの前に人馬の形になって現れたのがオマー・シャリフというわけだ。このときは四方八方すべて地平線の、空の青、雲の白、草の緑の三色の世界に肝を潰しただけで、まだそこに虚空を感じてはいない。

6カ月の川越留学を終えてウインダライ先生が帰国するとき、誘われて同道して、二度目の草原に。ここで初めて虚空を観たのである。四方八方が地平線の草原の真ん中に仰向けに寝てみると、草の丈がちょうど目の高さ、仰ぎ見ると、立っているときはライトブルーだった空の青が紺碧に変わり、そこにすでにあちらに逝っている誰彼が現れて話しかけてくるのである。

毎年、虚空と語り合うために草原行きをと思いながら帰国してまもなく、ウインダライ先生の弟子でオロチョン族出身の青年外科医・孟松林《もうしょうりん》さんが川越にやって来た。7カ月間の留学である。彼こそ純情そのもの。いろいろほほえましい話題を残して帰国するや否や、請われて官吏の道へ。オロチョン旗の旗長を経てホロンバイル盟政府の部長に。

一方、虚空との交流は毎年となると、いかにも忙しいので、隔年ということで定着した。ホロンバイル草原とのお付き合いも30年を超えたところをみると、すでに15回ほどは虚空詣でを果たしたことになる。草原の友人たちとの友情も深まるばかりだ。

彼らは草原を愛してくれる人が大好きなのだ。だから私の草原行きを首を長くして待っていてくれる。酒豪でヘビースモーカーのウインダライ先生とは草原というよりも酒を酌み交わした思い出ばかりだが、ヘビースモーカーが祟ったのか、数年前に肺がんを得て真っ先に旅立って行った。それでも、川越の養生塾の練功の際は、私の瞼の内に必ず現れるので、遠く離れてしまったという感じは毛頭ない。

アルタンサン先生はというと、通訳の仕事でお付き合いしたのは初回だけで、あとは毎回の虚空諳での際は必ず一度は酒席をともにする。彼がホテルにやって来るか、あるいは私が彼の家を訪れるかのどちらかである。２０１６年7月のときは、先生なんと１０２歳。外出もままならない。そこで私が彼の自宅を訪れた。風貌も少しも変わらず、頭も呆《ぼ》けてはいない。変わったことといえば、尿道にカテーテルが入っていることくらいだ。

「おぉっ！　帯津先生、相変らず忙しいかね？」

と来た。それでも長居をせずに、2年後の再会を約して別れたのだが、帰国して1カ月ほどした頃、彼の訃報が届いたのである。残念ではあるが、大往生としか言いようがない。虚空の楽しみが、また一つ増えたということか。

もう一人の孟松林さんは、私のいま在るのは川越の7カ月間のおかげだと言って、私の滞在中は初めから終わりまで、私に付きっ切りだ。60歳の定年で部長職を辞し、新設成った、中国社会科学院モンゴル民族研究センターの初代所長に就任した。２０１８年の虚空諳でにまた一つ楽しみが増えたということか。

（3）日本ホリスティック医学協会設立

1987年9月

中西医結合のがん治療という旗印をかかげたものの、何も彼も初めてのことで右往左往しながら数年を経た頃、東京医大の若いドクターの降矢英成《ふるやえいせい》さんと山本忍さんが訪ねてきた。米国はアリゾナ州立大学のアンドルー・ワイル博士の新刊『人はなぜ治るのか』（日本教文社）に啓発されて、大学の中に「ホリスティック医学研究会」なるものを発足させたとのこと。ついては一度、会員向けの講演をしてくれないかというのである。

中西医結合によるがん治療が彼らの目には余程変わって見えたにちがいない。テーマはまるで覚えていないが、これを機会に彼らとの付き合いが始まる。そして、１９８７年の9月、日本ホリスティック医学協会が発足したのである。

ホリスティック(HOLISTIC)の語源はギリシャ語のHOLOS。ここから派生した語に、WHOLE、HEALTH、HOLYなどがあることを知れば、その意味合いは自らわかるというものだ。

ホリスティック医学（HOLISTIC MEDICINE）は要素還元主義に陥ってしまって、人間まるごとを診ることを怠り始めた西洋医学に対する反省あるいは批判から1960年代にアメリカ西海岸に起こった考え方であり、その基本概念は、南アフリカ連邦の政治家にして哲学者であるJ・C・スマッツが1926年に著した『ホーリズムと進化』の中で提唱したホーリズム（HOLISM／全体論）、即ち「全体は部分の総和としては認識できず、全体それ自身としての原理的考察が必要であるとする考え方」（『広辞苑』）である。

そして、日本ホリスティック医学協会が初めて主催するシンポジウムは1988年8月7日、第一生命ホールで開かれた。題して「ホリスティック医学の課題」。演者は、老人介護の視点から医療観の改善を提言していた朝日新聞論説委員の大熊由紀子氏、患者の自立や医療の原点を提言していた大阪大学医学部教授の中川米造《よねぞう》氏、ニューエイジサイエンスの価値観を医療に取り入れ協会副会長も務めた山下外科神経科の山下剛《つよし》氏に加えて、健康医療センター最高顧問の多田政一《まさかず》氏、ホリスティックリトリート穂高養生園代表の福田俊作氏、それにかくいう私という布陣であった。協会ということで学会とちがって多彩な人材が集まっているためか、あるいはホリスティック医学という前人未到の世界を前にしたためか、粗削りにして力あふれる雰囲気ではあった。

申し遅れたが、協会の初代会長は東京医大教授の藤波襄二《じょうじ》氏である。その温容がなつかしい。

（4）『ガンを治す大事典』刊行　1991年4月

初めは閑古鳥が鳴いていたわが気功道場が賑わいを見せ始めるのが1980年代も終わる頃なら、かぜに葛根湯、更年期障害に加味《かみ》逍遥散《しょうようさん》はわかるが、がんは漢方薬では無理でしょうと言って敬遠していたのが、漢方薬を求める患者さんがそれほど珍しくなくなってくるのもこの頃。

それにつれて、巷にあるさまざまな代替療法を持ち込んでくる患者さんが現れてくる。危険がなくて、あまり高価でないものなら、どうぞと言って、これを戦術として取り入れるにやぶさかでないというのが私の基本的態度であった。

それにしてもあまりにも種々雑多。ただやみくもにやってみるのではなく、なんとか効能別にでも整理して、使いやすくできないだろうかと、とつおいつ考えるようになった頃、第二回上海国際気功シンポジウムで知り合い、それ以来、何かと交流を重ねていたライターの小原田《おはらだ》泰久さんがやって来て、がんに対する代替療法を集めて、患者さんに重宝がられるような本をつくろうではないかという話が持ち上がっていて、帯津先生にも一役買ってもらいたいと言う。

文京区の音羽にある大塚警察署の向かいの喫茶店に関係者が集まって意見を交わして、次のような工程と役割分担が決まった。

・これでがんが治るという代替療法をリストアップする。ただし今回は国内に限る。担当は株式会社企画者１０４（横田誠氏代表）。
・リストアップされた療法の主宰者に対して、取材を依頼する手紙を書く。帯津が担当。
・依頼を受けてくれた主宰者のもとに出向いての取材。小原田泰久他二名のライターが分担。
・取材原稿を整理して執筆。帯津が担当。
・執筆原稿から編集作業をして本の体裁に。企画者１０４が担当。
・発行は二見書房が担当。

これらのことを取りきめていく過程はじつに楽しく、新しい世界に進出する希望に満ちあふれ、私たちの席だけが妙に明るかったことをはっきり覚えている。

発行日は1991年4月25日。

掲載された療法は51種類。サイモントン療法、マクロビオティック、ゲルソン療法、甲田式少食療法、タヒボ茶、乳酸菌生産物質、蓮見ワクチン、アミグダリン、MMKヨード療法、三井式温熱療法、真氣光《しんきこう》、佐藤式生薬《しょうやく》療法、快医学《かいいがく》などである。

ただ集めただけではない。そこにはがん治療の理念というものが息づいている。「はじめに」の後半を紹介したい。

次に、一部ではありますが、ガンの治療が西洋医学一辺倒ではなくなり、東洋医学はもちろんのこと、いわゆる代替療法を併用することも決して珍しいことではなくなってきました。高度の先進技術を持った西洋医学は最高の技術は提供しましょう。しかしあとは知りませんよ、という冷たさがあるのに、東洋医学や代替療法は撫でたり摩ったりの暖かさがあります。

そして、何よりも戦術が豊富になることによって戦略が多様化し、どの戦略を選択していくかというところで患者さん自身の意志が反映される。つまり自己の治療計画に参加する度合いが深くなります。自分が自分の治療の主役になることによって初めて病を自己実現の過程として捉えることができます。

一人でも多くの人に病のなかでよりよく生きていただきたい。そして病を立派に克服していただきたいという願いから本書は生まれました。

いやぁ、自分ながらいい文章である。27年も前の文章とはとても思えない。いまでもそのままで立派に通用する。それだけ関係者一同、胸にときめきを抱きながら理想に向かって仕事に励んでいたのではないだろうか。これもまさしく、遠きあこがれの日ぞ！である。

しかし、それだけに、本書がいよいよ店頭に並ぶという前日、小原田泰久さんも私もある種の不安に駆られたものである。それは、「こんな、これまでの常識では考えられない、エビデンスに乏しい医学の本を刊行して！」と医学界の中枢やメディアから袋叩きに遭うのではないかという不安である。

ところが、蓋を開けてみて、びっくり。非難めいた言動はまったくなく、反対に、ホリスティック医学の盟友で翻訳家の上野圭一さんと、画家で作家で、死後の世界の研究で有名な宮迫千鶴さんとから、絶大な応援演説が届いたのだ。いま思い出してもうれしくなる。

（5）NHK『気功専科』に出演　1992年

NHK教育テレビ（現NHK Eテレ）のディレクターの方が訪ねてきた。じつは気功のテレビ番組を作ろうと思って、太極拳の楊名時先生に相談したら、「まずは帯津先生を訪ねろ」と言われたという。わが国に於ける気功の草分けといえばなんといっても津村喬《たかし》さんと星野稔さんだが、楊名時先生が私の名前を出したのは、太極拳では弟子であり、お酒ではこれ以上ない飲み相手である私にまずもって白羽の矢を立てたのだろう。確かに津村、星野ご両人の後塵を拝すとはいえ、いち早くがん治療における気功の役割を直観して、気功道場のある病院を開設したことにかけては、わが国ではいちばん古いかもしれない。

まだまだ、わが国では胡散臭さを脱し切れないでいた気功である。NHKさんがこれを番組として取り上げるとなると、これほど心強いことはない。話を聴きながら、思わず身が前に乗り出していく。いろいろ楽しく話し合ったあと、この番組をどなたに担当していただくか人選をしておいて欲しい、まだ企画段階ではあるが、決定してゴーサインが出次第、連絡するからと、言い残して帰って行った。

それからおよそ1週間、件《くだん》のディレクターさんからの電話である。

「ゴーサインが出ました。しかし期日が迫っていますので、あらためてどなたかにお願いしている時間がありません。先生がご自分でやってください……」と言う。

「えっ！　そんな無茶な」と思ったが、事が事である。お引き受けすることにした。

その上、教本を作ることから始まるスケジュールが目前に迫っている。とにかく自前でやるしかないということで、出演はすべて病院の気功道場のメンバー。すなわち、

「放松功」（黄健理）

「宮廷21式呼吸健康法」（楊秀峰）

「楊名時八段錦」（帯津稚子《わかこ》）

の三功法。解説は不肖、私という布陣。

まずは教本の作製。ＮＨＫ出版のスタッフ数人が怒涛のごとくやって来て、一日で撮

影を済ませてしまったのにはおどろいた。それからは収録のためにNHKのスタジオまで何回通ったことか。これもまた楽しい思い出である。

『気功専科』は1992年4月10日から6月26日まで計12回、金曜日の午後9時30分から10時までの30分番組として放送された。

放送が始まるや否や、アジア文化会館の小木曽友《おぎそゆう》さんからの電話である。因《ちな》みに、彼は私の大学教養学部時代の友人である。NHKさんが主催で講師があなただとすると、もう気功も市民権を得たと言ってよいだろう。これまでアジア文化会館としても気功の教室を開こうと思いながら、なんとなく踏み切れないでいたのだが、これで腹は決まった。すぐにでも気功の教室を開きたいので相談に乗ってくれという。

確かに放送の期間中、気功がこれで市民権を得たという感想を何人もの方々からいただいた。瓢箪から駒が出るようにして始まった『気功専科』であるが、そういう役割を果たしていたのかと思うと感慨も一入《ひとしお》である。

（6）楊名時太極拳の師範になる

１９９３年

中国医学によるがん治療のエースは気功だとばかりに、中西医結合によるがん治療を旗印にした病院を開設し、そこにまだわが国では珍しい気功道場を併設して世間をおどろかせたのは前述したとおりである。そして、最初の功法は、八光流柔術、調和道丹田呼吸法、そして楊名時太極拳のいずれも和製の三功法であったことも前述したとおりである。

当時のわが国における気功の知名度はきわめて低い。道場はいつも開けっ放しになっているのに誰も入ってこない。たまに入院患者さんがやって来ても、こわごわと、あるいは物珍しそうに覗くだけである。道場にはいつも閑古鳥が鳴いている。

そこで一計を案ずる。家内の稚子にすすめて楊名時太極拳を旗印にかかげた健康法の会を発足させたのである。まだ稚子は指導員の手前の奥伝《おくでん》にすぎなかったが、病院の中のことであるからと特別に許可していただいたのである。楊名時先生にお願いしたのは私であるが、この頃から先生とは肝胆相照らす間柄だったようだ。

名付けて「三学修養会」。これは佐藤一斎（1772～1859）の『言志四録』（川上正光全訳注／講談社学術文庫）にある、

少にして学べば、則ち壮にして為すこと有り。

壮にして学べば、則ち老いて衰えず。

老いて学べば、則ち死して朽ちず。


に安岡正篤《まさひろ》先生（1898～1983）が「三学」と名付けたのをお借りしたのである。

これは見事に当たった。予想をはるかに上回る人々が集まってくれた。もちろん患者さんだけではない。健康法として太極拳を求める人も少なくはなかった。ブームと言わないまでも、いま思うと、健康法に対する関心が高まりつつある時代だったようだ。

太極拳にまだ手を染めてない私だったが、立場上、三学修養会にはできるだけ顔を出

すようにした。そうして皆さんの稽古を拝見しているうちに、私の中で太極拳に対する興味が少しずつ頭をもたげて来たのはまちがいない。学生時代に空手部に籍を置き、すでに有段者の端くれであったので、太極拳の技の意味が理解できたからなのだ。

三学修養会が軌道に乗ってきた頃、また一つ新たなる課題が持ち上がる。病院の消灯は午後9時である。皆さんどうしても朝が早くなる。早朝起き出して、手持ち無沙汰な様子で院内外をそぞろ歩いている。これはいけない！　早朝の太極拳教室を新設して、そぞろ歩きを練功の時間にしようと考えたわけである。家内に早朝のクラスを提案するも、家庭の仕事があるので無理だという。

そこで私がやらなければならないと考えて、俺に太極拳を教えてくれ、ただし時間はない、日曜日の午後だけで全部だ。というわけで特別訓練と相成った次第である。正味4時間で卒業。翌朝から早朝教室である。たった4時間の練習で他人様に教えるなんて、きわめて失礼な話だが、教師というよりはリーダーと考えていただくことで勘弁していただくことにした。

目論見どおり出席者は少なくはない。私自身も修業を積まなければと、あらためて三学修養会に入会して稽古に励むこと頻《しき》り。家内がいつから師範になったのか記憶が定かではないが、昇段審査もきちんと受けて、人並みに準師範に到達した。

「私が差し上げられるのはここまでですよ。この上の師範は楊名時先生の審査を受けて先生からいただくのですよ」

「いや、俺は準師範で十分よ。師範は無用の長物だよ」

と澄ましていたところ、やがて楊名時先生の取巻きというか幕僚というべきか高弟の方々から、帯津先生はどうして師範を受けないのだろうかと楊先生が心配していますよと情報が洩れ聞こえてくる。先生にご心配をかけてはいけないと、ついに意を決して審査を受けることにしたのである。忘れもしない、１９９３年10月10日のこと。同期の桜に海竜社の下村のぶ子社長がいる。

(7) N・F・S・H研修旅行(ロンドン)

1996年2月

あるとき、日通ロンドンの方が訪ねてきた。イギリスのスピリチュアル・ヒーリングの研修旅行を企画しませんかというお誘いである。スピリチュアル・ヒーリングとはイギリスの代替療法の雄ともいうべき存在である。まず宇宙の根源(ソース/SOURCE)に祈ってパワーをいただく、これをクライアントのチャクラに向かって手のひらから発射してクライアントの生命力を高めるという癒しの方法である。

いやぁ、私は英語圏は苦手なんですよなどと言いながら確答を避けていると、突然、彼が聞き捨てならないことを言うのである。イギリスではスピリチュアル・ヒーリングが日常の医療の中にしっとりと取り入れられて、健康保険の対象になっているという。

「えっ⁉」とこれにはおどろいた。宇宙の根源のパワーといい、クライアントのチャクラに向かって、そのパワーを手のひらから放射するといっても、科学的根拠はまったくない。それなのにどうしてこれが健康保険の対象となるのだろう。俄然興味が湧いてきた。

「よし！　行きましょう」ということでツアーの団長を引き受けることにしたのである。しかし、いくらイギリスでは代替療法として定着していても、日本ではまだまだその知名度は微々たるもの。応募してきたのはわずかに6人。私を入れて7人の御一行様である。

しかしその中に大物が一人。大阪大学で「医学概論」の講座を主宰していた、そして日本ホリスティック医学協会の顧問でもある中川米造先生がひっそりと、それでいて威風堂々と応募してきたのである。そのためもあってか、あるいはテーマの斬新さの故か、少人数であることを嘆く空気はまったくと言ってよいほど感じられなかった。

初日はオリエンテーション。イギリスにおけるスピリチュアル・ヒーリングのすべてを統率する民間の組織である英国スピリチュアル・ヒーラーズ協会（NATIONAL FEDERATION OF SPIRITUAL HEALERS／略してN・F・S・H）から派遣された男女二人のヒーラーによるオリエンテーションである。

マイケル・ディブディンさんは60歳くらいの男性。穏やかで落ち着きのある、いかにもイギリス紳士といった風情である。株式仲買人として定年退職を前に、突然の天啓によってこの道に入ったという。サマセット・モームの小説『月と六ペンス』の主人公チャールズ・ストリクランドのようではないか。

もう一人の女性のアニー・ローエンさんは40歳代か。本職は女優さんとのことでなかなかの美人である。二人とも至って控え目のお人柄で、ヒーラーはこうでなければと感心すること頻《しき》り。

またイギリスではこうした治療法をアメリカのように代替療法（オルタナティブ・メディスン／ALTERNATIVE MEDICINE）と呼ばず、補完療法（コンプリメンタリー・メディスン／COMPLEMENTARY MEDICINE）と呼ぶことをこのとき教えられた。私がオルタナティブと言うたびに、やさしくたしなめられたものだ。

二日目は、臨床の現場を視察。なんの変哲もない町角の診療所。院長の内科の女医さんとコロンビア出身の青年ヒーラーがごく当たり前のような顔をして仕事に励んでいる。どちらも健康保険の対象なので、患者さんは受付で、内科を受診するかヒーリングを希望するかを申し出るだけでよいのだ。大上段に振りかぶらないところがいい。

そしていよいよ三日間のスピリチュアル・ヒーリングの研修だ。所はロンドンから西へ、ヒースローを越えてしばらく行ったキャンバリーという街の郊外にある。人呼んで「ブラヴァツキーの館」。

ブラヴァツキー（E・P・BLAVATSKY／1831～1891）とはロシア出身、のちにニューヨークに神智学協会を創設した神智学者である。因みに神智学とは、人間には元来、神秘的霊智があって、これによって直接に神に接することができると説く信仰・思想。ロビーの一角に、目を剥いた彼女の写真が掛けてあり、ロンドン中の怪しげな人々がここに集まると言われている。

ここで三日間の研修。講師はこれもN・F・S・Hのジャック・アンジェロ先生。長身にして眼光炯々。一見強面だが人柄はじつにやさしい。怪しげなんてとんでもない。

5回の研修で知己を得たヒーラーさんたちは例外なく人格円満にして高潔の士だ。これだからヒーリング自体が社会にしっとりと受け入れられているのだろう。

ヒーリングの技術そのものも決して特別の才能とは見なされてはいない。こんなことは誰でもできるものとされているのだ。絵を画くことといっしょで、多少の上手い下手はあるが、これができないという人はいない。だからN・F・S・Hの研修も、カリキュラムをこなしさえすれば、卒業証書が手渡される。試験はない。卒業証書を監督官庁に提出すれば、即座に営業許可証が下りるのだ。その時点でヒーラーとして胸を張って仕事ができるのである。さすがは大英帝国だと感心すること頻り。それだけに就業してからの努力は並大抵ではない。だからヒーラーのお人柄は至って謙虚なのだ。

(8) 日本ホリスティック医学協会会長に就任　1997年

当時のアメリカでは、人々の間に代替療法に対する関心が高まってきていて、代替療法に疎い開業医さんからの患者離れが始まっていた。そこで危機感を抱いた開業医さんたちの間に、代替療法を学び、身につけようとする気運が高まってきたのである。

一方、サンフランシスコ州立大学のホリスティック医学研究所では、以前から医療者向けに100日間ですべての代替療法を学ぶというプログラムを実施していたそうだが、この気運を受けて、受講生が急に増えて、プログラムが活況を呈してきたというのである。

そこで、このプログラムの一端を体験するツアーが企画され、請われて私が団長になりサンフランシスコへ。さすがはこの道の先進国アメリカだ。代替療法にしてもホリスティック医学にしても一日の長があるといささか興奮して帰国したところへ、私に第二代会長就任への要請。興奮に背中を押されて引き受けてしまった次第である。

会長としての資質に欠けることを自覚しながら18年間を過ごしてしまったが、振り返れば、わが人生にそれなりの彩りを与えてくれたことはまちがいない。1500回の講演と230冊の著書は、内容はともかく、私にとってはこの上ない貴重な財産。ここで満腔の感謝の意を表したい。

(9) 日本ホメオパシー医学会設立　2000年1月

ホメオパシーとの初めての出会いは1996年2月、ロンドンの「ロイヤル・ロンドン・ホメオパシック・ホスピタル (ROYAL LONDON HOMEOPATHIC HOSPITAL)」においてであった。

スピリチュアル・ヒーリング研修旅行の際、一日の自由行動の日があって、ロンドン大学に留学している知人の娘さんが、私のためにロイヤル・ロンドン・ホメオパシック・ホスピタルの見学をセッティングしておいてくれたのである。

それまでの私にとって、ホメオパシーは多くの代替療法の一つにすぎなかった。特別の関心があったわけではない。〝余計なことをしてくれるなぁ〟とちらっと思ったが、そこは知人の娘さんの好意である。慎んでお受けして出かけて行ったのである。

ところがここはホメオパシーだけではなく、さまざまな代替療法の宝庫であった。心理療法、食事療法、太極拳のようなボディワークなどが所狭しとばかりに熱心におこなわれている。なんだうちの病院と同じではないかと思ったが、玄関脇の〝ここの治療はすべて健康保険が適用されます〟という立看板が清風を呼んでいる。

ここでホメオパシーのレメディを扱う場面もいくつか目にすることができたが、まだホメオパシーに対する興味は湧いてこないまま。

話は変わって「気の医学会」である。現在も立派に続いているが、およそ40年近い歴史を有する〝気〟に関心のある医師の集まりである。ロンドンでのホメオパシーとの出会いから2～3年あとのこと、年一回、泊りがけでおこなわれる夏の勉強会のテーマにホメオパシーが取り上げられたのである。

当時、私は「気の医学会」の副会長を務め、企画委員長を兼任していた。企画委員長とは何をするのか。たとえばこの夏の合宿勉強会であれば、まず世話人会でテーマが決まる。そのテーマに沿って、講師の先生を選んで出講を依頼する。そして当日の司会をするのが企画委員長の仕事なのだ。

少なくともホメオパシーとのお付き合いはそれまで決して深いものではなかったが、ホメオパシック・ホスピタルを介して何人かの日本人のホメオパスの知己を得ていた。そのうちの一人にお願いしたところ快諾を得て、いよいよその当日。

まだホメオパシーへの関心は低いままであるが、司会の立場上、居眠りをするわけにはいかない。かっと目を見開いて睡魔と闘っていたところ、話は佳境に入る。「徹底的に希釈して、その成分が一分子も入っていない液体が効くなんて、まさにプラシーボ効果にすぎないのではないか」と西洋医学サイドが指摘すると、「徹底的に希釈して、物質性を排除し、その物質の霊魂が効くのですよ」とホメオパシー側が答える。「それ見たことか！　宗教みたいなことを言って!!」と西洋医学サイド。

この件に至って、忽然として目覚めたのである。霊魂とは場のエネルギーのことではないか。そうか、ホメオパシーとは場の医学だったのだ。場の医学としてのホリスティック医学に携わる者としてホメオパシーを避けて通るわけにはいかないのではないか。ということでホメオパシーへの向学心が一気に燃え上がったのである。講義が済んだあと、この件を講師の先生に相談。何日かの紆余曲折を経て、結局のところ彼の経営するホメオパシーの教室に医師だけのクラスを発足させることで一件落着。

あっという間に10人の医師が集まった。月に一回の土曜日と日曜日をセミナーにあてて出発したが、自分の講演の予定がかなり先まで入っている私はどうしても出席率が悪い。言い出しっぺがいちばんの怠け者となってしまったのである。

多少の焦りを感じているところへ、朝の練功を終えた私の前に三人の患者さんが立ちはだかる。

「先生！　先生がホメオパシーを始められたということを仄聞《そくぶん》したのですが、私たちに処方していただけないのですか？」

「……いやぁ！　まだ修行中の身。皆さんに処方するのはもう少し先ですね……」

「いつ頃でしたら可能ですか？……」

「……そうですねぇ……来年の春あたりでしょうかねぇ……」

「えっ！　来年の春？　それまで私は生きてませんよぉ……」

思わずその人の顔を凝視。確かにそんな感じがしないわけでもない。一瞬にして腹を括った。

「わかった。今日から始めましょう。……ただし修行中の身ですから、しばらくは無料でやりましょう」

この無料が効いた。ホメオパシーについてどのくらい理解できているのかわからないが、多くの患者さんが殺到した。そもそも、がんの治療にはお金がかかりすぎるのだ。健康保険の対象となる三大療法にしても、さらには多くの代替療法にしてもだ。だから、ホリスティックな戦略を立てる場合でも、経済性に鑑みてということが常に付きまとう。


いずれにしてもそれからというもの、まさに獅子奮迅だ。レパートリィ（REPERTORY／症状の事典）とマテリア・メディカ（MATERIA MEDICA／薬物辞典）を抱えて、まるで格闘技の世界である。しかし、必要は発明の母というではないか。この格闘技の世界が、どれだけ私のホメオパシー力を培ったか計り知れないものがある。

その上にビギナーズ・ラック（BEGINNER'S LUCK）というものも確かにある。たとえば50歳代のがん性腹膜炎の患者さんがイレウス（ILEUS／腸閉塞）を起こした。がん性腹膜炎だけあってイレウスも特別だ。腸管がどんどん膨隆《ぼうりゅう》してきたのである。このままだといずれ破裂する。そうなれば炎症性の腹膜炎も併発して助からないだろう。ほかに妙案はない。一か八か、ホメオパシーでやってみることにした。慎重に選んでカーボ・ベジ（CARBO VEG）を投与した。なんと翌日にはガスが下方に抜けたのだろう。膨隆していた腸管が凋《しぼ》んだのである。つらい腹痛もとれて、久しぶりの外泊となったのである。

もう一人思い出すのは肝臓がんの60代の男性。突然、肝臓がんからの出血。これを止めるのは手術しかないが、開腹しても止血できないことも多い。だから迂闊には手を出せない。そこで窮余の一策としてホメオパシー。選んだのはフォスフォラス（PHOSPHORUS）。これが見事に奏功したのである。

そんな具合でてんてこ舞いしている、ある日曜日、ラテン語とギリシャ語の専門家で、ホメオパシーにも多大の関心を抱いている大槻真一郎教授（明治薬科大学）が水戸黄門さまよろしく、二人の女医さんをしたがえてやって来たのである。

「いやぁ、あなたが舞い上がったという話を聞いてやって来ました。ホメオパシーを日本の医療の中に浸透させるためには、どうしても学会が必要です。そこで、あなたが会長になって学会を作ってくれませんか。この二人の女医さんがお手伝いします」

折しもビギナーズラックの寄与もあって、ホメオパシーに対する関心が高まりつつあったので意気相投《あいとう》ずるとばかりに引き受けてしまったのである。

設立総会は2000年の1月。場所は赤坂溜池クリニック（降矢英成院長）のあるビルの講堂。50人を超える出席者に目を見張ったものである。

(10) 養生塾開講

人間まるごとを対象とするホリスティック医学は、時間的に考えると病というステージにとらわれず、生老病死のすべてのステージを対象とする。ということは〝医療と養生の統合〟ということになる。

つまり、ホリスティック医学を成就するためには日々養生を果たしていく人材を一人でも多く世に輩出していかなければならない。よし！　病院から外に一歩踏み出して養生人を育てる塾を作ろう。

養生を大別すれば、「食の養生」「心の養生」「気の養生」ということになる。食の養生と心の養生は私が講義して、気の養生はなにか得意技としての気功を身につけてもらうことを心に描いて養生塾を発足させることにしたのである。

太極拳の楊名時先生と酒を酌み交わしているとき、このことを話してみた。そして密かに期するところがあって、先生のお名前をお借りしたいと申し出たのである。先生はにこにこ笑いながら、「よろしいよ」と言う。

こうして「楊名時太極拳21世紀養生塾」はスタートした。当初は毎週火曜日午後4時30分から午後6時まで、楊名時太極拳の練功と私の養生に関する講義。6カ月間で卒業である。定員50名を募集したところ、初回は75名の応募。全員採用して75名でスタート。ところが、その頃の病院の道場は48畳敷。75名が一度には太極拳ができないので2班に分けてやることにした。当然のことながら、自分の班が休んでいるときは、もう一方の班の練功をつぶさに鑑賞することができる。

そこでまず気付いたのは、75名の中には太極拳がまるっきり初めての人もいれば、20年選手の師範もいる。全然揃っていないのである。苦笑しながらも太極拳の教室ではないのだからこれも一興かと眺めていたのである。

ところが開始して3～4カ月した頃、相変わらず揃っていないのだが、初心者、熟練者の如何にかかわらず、皆さんがじつにいい顔をしているのに気付いたのである。つまり人相がいいのである。これはわずか3～4カ月でも皆さん無心に練功することによって、内なる生命場のエネルギーがあふれ出ていい顔になっているのではないか。

そこで、いまでも敬愛してやまない仏教史がご専門の鎌田茂雄先生のことを思い出したのである。あるとき先生が私に向かって、

「太極拳は形ではありませんよ。生命《いのち》があふれ出ていればいいのです」

と言われたのである。そのときには先生の言葉の真意を十分に理解していたかどうかいささか怪しいのであるが、このとき一瞬にして会得したのである。彼らは練功中、生命をあふれ出させているのだ。その結果いい人相を獲得したのであると。

うれしかった。すでに養生塾の効果が現れたのである。それから毎回の練功風景が楽しみになってくる。ところがしばらくして思ったのである。このようにして内なる生命をあふれ出させる人が増えてくると、地球の自然治癒力の向上に資するのではないかと。

天災も昔より多ければ、紛争に至っては何をか言わんやである。これは地球の自然治癒力の低下である。美しい地球を取り戻すためには、この凋落いちじるしい地球の自然

治癒力を向上させなければならない。養生塾の使命はじつはここにあったのだ。楊名時先生の御逝去を機に、心の中で先生のお許しを得て、養生塾の名称を、

「帯津良一　場の養生塾」

と改名した次第である。

発足して、直後に養生塾の分室として名乗りを上げたのが長野の「水輪養生塾」。二番手は「21世紀養生塾沖縄」。サイモントン療法を日本に紹介した近藤裕《ひろし》先生が当時沖縄で活躍されていた。彼の誘いで那覇で講演をした際、テーマは忘れてしまったが、発足して間もない養生塾について触れたらしい。

話が終わるや否や、最後列から挙手。現在も21世紀養生塾沖縄を主宰している奥田清志さんである。

「養生塾の話を聞いた途端、突然身体が震え出し止まらなくなりました……。その養生塾は沖縄からでも参加できますか?」

「もちろんできますよ！　でも川越まで毎週通うのは大変でしょう……」

「そうですね……」

と言って話は終わったのである。

それから1カ月ほどして、奥田さんが川越までやって来て、沖縄に分室を開きたいという。「21世紀養生塾沖縄」の誕生である。その後順序は忘れたが、札幌、盛岡、福島、高崎、千葉、東京、岐阜、芦屋、岡山、四万十、高松、福岡、湯布院、鹿児島とほぼ全国を制圧。これで日本の自然治癒力の回復は請け合いと一時はほくそえんだが、そうは問屋が卸さない。リーダーが高齢になったり、転居したりで札幌、千葉、東京、高松が脱落。いささかスリムになった感じは否めない。

地球の自然治癒力の回復はまだまだ遠い。

第3章

大ホリスティック以前にわかったこと

（1）ホリスティック医学は場の医学

ある限られた空間に、ある物理量が分布しているとき、物理学ではこれを〝場〟という。電気が分布していれば電場、磁気が分布していれば磁場というようにである。因《ちな》みに『広辞苑』では、

【場】〔理〕（field）空間の各点ごとにある物理量Aが与えられている時、Aの場が存在するといい、Aを場の量という。力の場、速度の場、電磁場、重力場の類。

となっている。

私を〝場〟に目覚させてくれたのは誰あろう世界的な場の権威である清水博先生である。当時、先生は東京大学薬学部教授の任にあった。新しい気功の会の設立総会にどうしても清水先生に講演をお願いしたく、大学の研究室に先生をお訪ねしたのである。記念講演の快諾をいただいてほっとしているところへ先生からの質問である。

「ところであなたは東洋医学とはどのような医学であると思いますか？」
「そうですねぇ……。エントロピーの医学であると思いますが……」
「それもまちがいではないですね……。私は場の医学であると思っているのですよ」

私の中では場はまだまだ新しい概念であった。これはこれまでも再三述べているが、私が中西医結合によるがん治療を旗印にかかげた病院を開いたのは、それまで外科医としてして励んできた西洋医学に限界を感じたからなのである。西洋医学は病の局所をしっかり見ることにかけては、これほど長けた医学はないが、その局所と他の部位とのつながり、あるいは全体とのつながりを見落としているところにその限界があると思ったわけである。

ならば、つながりを見る医学を合わせれば治療効果を上げ得るのではないか。つながりを見る医学とは何か？　……なんだ、中国医学ではないか。中国医学はつながりの哲学ともいうべき陰陽学説と五行学説に則っているからである。

そして中西医結合によるがん治療を実践しながら、この目に見えないつながりはどこにあるのだろうかと、とつおいつ考えているうちに、これは外科医だからこそわかるのだが、身体の中は隙間だらけだということを思い出したわけである。

たとえば腹部の手術の場合、皮膚、脂肪組織、筋膜あるいは筋肉を分けていって腹膜に達する。腹膜に小切開を加えると、一瞬にして空気が腹中に満ちて、すべての隙間が浮かび上がるのである。腹膜と胃袋、腹膜と大網、腹膜と小腸群、胃袋と膵臓などのすべての隙間が明らかになる。このすべての隙間に目には見えないつながりが錯綜してネットワークを作っているのだと確信した次第である。

そこで〝東洋医学は場の医学〟と清水先生に指摘されてもすぐには理解できなかったのであるが、帰路について赤門を出て本郷通りに入った途端、閃いたのである。

「そうか！　身体の隙間に張り巡らされているネットワークの網の目を限りなく小さくしていくと、場になるではないか」と。

さらには形ある物すなわち哲学用語でいう個物《こぶつ》を相手にするのが西洋医学なら、場を相手にするのが中国医学。ここに中西医結合の意義が存在することがわかったのである。中西医結合という言葉は阿片戦争（1840〜1842）の頃からあったと言われている。100年を超える道程は伊達や粋狂ではなかったのだ。うれしいことではないか。

そして中西医結合からホリスティックへ。隙間に張り巡らされたネットワークが発展時に解消して〝生命場〟なる存在になることは容易に想像できる。この生命場のエネルギーが生命そのもの、と考えることもそれほど無理なことではない。

その生命場の刻々と変わる動きが脳細胞を通して外部に表現されたのが心。生命場の特殊な状態、たとえば「淀《よど》み」のようなものが身体とすると、生命、心、身体の本質はすべて場ということになり、人間まるごととはすなわち場。ホリスティック医学とは場の医学ということになる。

そして自然界は場の階層（21ページ図1参照）から成ることを指摘したのは、当時イギリスのケンブリッジ大学に留学していた分子生物学者の松本丈二《じょうじ》氏。外に目を向ければ、人間という場を嚆矢《こうし》として、上へ地域社会、自然界、地球、宇宙と進んで虚空《こくう》に至る。一方、体内に目を向ければ、臓器から始まって、組織、細胞、遺伝子、分子、原子と下に進んで素粒子に至る。つまり人間は体内に場の階層を孕《はら》みつつ、場の階層の中を移動しながら生きていることになる。

さらに、ここに上の階層は下の階層を超えて含むという原理が働いているという。つまり上の階層は下の階層が持ち合わせている性質をすべて持ち合わせた上に、プラスαを持っているというのである。だから下の階層での研究結果を上の階層に当て嵌《は》めようとすると無理が生ずることがあり得るという。

たとえば人間という階層に生まれた〝がん〟という病に、臓器という階層に築かれた西洋医学をもって当たろうとすると手を焼くことが多い。ここはどうしても人間という階層に築かれたホリスティック医学をもって当たらなくてはならないということになるのである。

（2）医療は最前線、医学は兵站部

20世紀、１００年間での西洋医学の進歩があまりにも華々しかったために、医学が医療の真ん中にでんと居座ってしまい、人々の間に錯覚を呼び、医学と医療の区別がつかなくなってしまったところに、21世紀初頭の医療の悲劇がある。

医療と医学は同じ範疇に属しながら、活用にあたっては、きっちりと分けて考えなければならないものなのである。どういうことかというと、戦争にたとえれば、医療は最前線つまり戦の現場である。レマルク（Erich Maria Remarque／１８９８～１９７０）の『西部戦線異状なし』の西部戦線である。ひるがえって医学は最前線の求めにしたがって、武器や弾薬や食糧などを届ける兵站部、現代風に言えばロジスティックス（LOGISTICS）なのだ。

だから医学は後方にあって、性能のすぐれた武器、弾薬を保有していなければならない。常に性能を高めるべく研鑽を積み、エビデンスに裏打ちされた、誰の目にも信頼できる武器、弾薬を用意万端ととのえていなければならないのである。ここではエビデンスがキーワードとなる。

一方、最前線ではすぐれた戦術を数多く有するほうが勝利を収めるとはかぎらない。織田信長の桶狭間の戦、司馬遼太郎の『坂の上の雲』で描かれた日露戦争の日本海海戦のように戦力において劣ったほうが勝利を収めることは珍しくはない。それはここで物を言うのは個々の戦術にリーダーの智力、兵士の勇猛果敢さなどが加わって組み立てられた戦略だからである。換言すれば、戦略とは戦場という〝場〟を制するパワーと言ってもよいだろう。そうなのだ。勝利の女神は場を制した者にのみ微笑むのだ。

医療もまさに場の営みなのである。患者さんを中心に、家族、友人、さまざまな医療者が作り出す場の営みなのである。患者さんは言うまでもなくすべての当事者が自らの内なる生命場のエネルギーを高めながら他の当時者の内なる生命場にも思いを遣《や》ることによって共有する医療という場のエネルギーが高まる。するとその場に身を置く当事者たちの内なる生命場のエネルギーが高まる。するとまた共有する場の……という好循環が生まれるのだ。

その結果、患者さんは病を克服し、同時にすべての当事者も癒される。これが医療なのだ。医療にエビデンスは要らない。ひと昔前、医療の現場で、エビデンス、エビデンスと囃し立てられたものだが、医療と医学の違いをわかっている者には、なんと空ろに響いたことか。

（3）戦略の基盤は分析よりも直観

ローマ時代の名医・ガレノス（Claudius Galēnos／129頃～199頃）に端を発した分析的医学は、19世紀フランスの化学者・細菌学者のパスツール（Louis Pasteur／1822～1895）に至ってその頂点に達する。

この分析的医学に異を説え、「いくら分析を極めても、それだけでは人間まるごとを掴むことはできない。人間まるごとを掴むためには直観が大事である」と提案したのがH・ベルクソンである。

哲学書では決まってこの〝直観〟を用いているが、もう一つ〝直感〟という言葉がある。辞典によってはこの二つをイコールで結んで済ましているものもあるが、『広辞苑』ではきちんと分けている。

【直感】説明や証明を経ないで、物事の真相を心でただちに感じ知ること。すぐさまの感じ。「――を働かす」「――的に知る」

【直観】〔哲〕（intuition）一般に、感覚知覚の作用や判断・推理などの思惟作用の結果ではなく、精神が対象を直接に知的に把握する作用。直感ではなく直知であり、プラトンによるイデアの直観、フッサールの本質直観等。

直感ではなく直知であるという。精神が対象を直接に知的に把握する作用であるという。ただ感じることではないのである。そしてプラトンのイデアといえば、感覚的世界の個物の本質のことであるから、直観は本質を瞬間的に知るということなのではないか。直感を一歩踏み込んだところに直観はあるのだ。そして、私たちが生きていくうえで、直観ほど大事なものはないような気がしている。直観にしたがって行動し、歓喜に浸ることがどれだけ私たちの人生を豊かにしてくれているか計り知れないものがある。直観のチャンスを決して逃さずに、直観力を磨いていきたいものである。

たとえばホメオパシーの診断すなわちレメディの選択をコンピュータでおこなうのは世界の趨勢であるが、あまりにコンピュータに頼りすぎると、医療の中になくてはならない直観力が衰退の一途を辿るのではないかと危惧するものである。私自身はコンピュータが苦手ということもあるが、ホメオパシーの診断は〝はじめに直観ありき〟を旨《むね》としている。もちろん、直観によって得られた結果をそのまま鵜呑みにするのではなく、レパートリィとマテリア・メディカを駆使して裏を取ることを怠ってはならない。

それにしても分析を超えて直観を重視したベルクソンはホリスティック医学の生みの親というべきかもしれない。

（４）免疫力と自然治癒力

二昔前は「免疫力」と「自然治癒力」を混同している人をよく見かけたが、いまはほとんどいなくなった。当時この二つの力を説明するために、仏教の唯識学説をよく利用させていただいたものである。

唯識学説の第七識は「末那識《まなしき》」である。末那識は生きている限り常に持続する、自己愛の根源としての迷いの心であるという。自己愛といえば、これは免疫力の世界である。自己と非自己を分けて、自己のアイデンティティを確立して、自己を非自己から守るのが免疫力だからである。

第八識の「阿頼耶識《あらやしき》」は存在の根底をなす意識の流れで、すべての心的活動のよりどころとなるものである。免疫力のよりどころとなり、免疫力の司令塔となると、これはどうしても自然治癒力の世界になる。第七識が免疫の世界で第八識が自然治癒力となると、いかにもわかりやすいので、免疫力と自然治癒力の違いを説明するのにしばしば唯識を持ち出したものである。

それにしても自然治癒力の歴史は古い。発端は古代ギリシャの医聖・ヒポクラテスである。それまでのシャーマンの医学から脱して、身心を悉《つぶさ》に観る経験医学の樹立をはかりながら、治療力の根源として、内なるネイチャー（Nature）というものを想定する。これを自然治癒力の嚆矢《こうし》として異論はないだろう。

一方、自然治癒力とは〝Vis medicatrix naturae〟という。ラテン語である。ラテン語といえばローマ時代。この時代の名医として名高いのが、ガレノスである。ガレノス自身がこの名称を作ったかどうかはともかく、この時代に生まれた自然治癒力についての理論は中世の怪医・パラケルスス（Paracelsus／1493～1541）を経て、1628年、イギリスの生理学者W・ハーヴェー（W・Harvey／1578～1657）に到達する。有名な血液循環説（心臓から出た血液は、動脈を通って身体の各部を経て、静脈を経由して再び心臓へ戻るという説）である。

ここでギリシャ哲学でいうところのプネウマ（Pneuma／霊）のような生命の原理はその存在を否定されることになり、自然治癒力も影をひそめることになる。

すっかり影をひそめるかに見えたが、完全に無視されたわけではない。それは擦過傷などが特に治療をしなくても自然に治癒していくことは誰でも知っていたからである。こうして自然治癒力は、西洋医学の進歩の中に細々とではあるが命脈をつないできたのである。

このように長い長い歴史を有する自然治癒力ではあるが、いまだにその正体が掴めてはいない。理想の医学であるホリスティック医学を追い求めながら、自然治癒力についてのこれまでの研究を漁ってきたが、ついぞ見るべきものに行き当たらなかった。

そこで、とりあえずは自分で考えてみることにした。まずは内なる生命場のエネルギーを生命、内なる生命場のエネルギーが何らかの理由で下降したとき、それを回復すべく生命場に本来的に備わった能力を自然治癒力と仮定してみたのである。

原理的にはそれほど外れてはいないと思うが、さりとて具体的にどういうものであるかということになると、まるで五里霧中である。身体の中の隙間を探せばよいことはわかっているが、まるで手掛かりがない。

そこで閃いたのである。内なる生命場は環境の一部である。それならば環境の場にも自然治癒力はあるはずだ。とすると、広い分、環境の場に自然治癒力を求めるほうが可能性が高いのではないかと考えたのである。

そこで、自然治癒力が濃密に存在する場を探すことにした。これはすぐにわかった。浄土である。浄土は何処に。いろいろ探してみたが、いろいろな考えがあって、特定するのはむずかしい。

折しも刊行された畏友・本多弘之師（親鸞仏教センター）の著作で、

浄土とは本願の場である。

と教えられる。そうか、浄土とは一切の衆生を救おうという阿弥陀さんの願いが満ちみちている場だったのだ。

すると、阿弥陀さんの願いが自然治癒力ということになる。科学的に裏付けることはむずかしいが、阿弥陀さんの願いなら不足はない。しばらくはこれでいくことにきめたのである。

そのあとしばらくして、「人間の本性である〝生きるかなしみ〟（後出）には人を癒す力がある。なぜならば、かなしみには己の心を犠牲にした他者への限りない想いがあるからだ」ということを藤原新也さんの著書から教えられたのである。

さすがは藤原さんだ。よくこのあたりの事情を喝破したものだ。言われてみるとよくわかる。人間の本性であるかなしみも自然治癒力だったのだ。

となると、阿弥陀さんの本願と生きるかなしみ、どちらも自然治癒力ということになる。結局のところ、「自然治癒力とは他力と自力の統合の中にある」ということで了解することにしたのである。

さて話は変わって免疫力である。がん治療における三大療法、つまり放射線療法、化学療法、手術療法はいずれも長足の進歩を遂げたとはいっても、それぞれがそれぞれの限界を内に孕んでいる。だから将来のがん治療の中心は免疫療法が担うであろうことは十分に予測できる。しかし、現状ではまだまだ発展途上で、一つの治療法として確立しているとは言い難い。

まずはがん免疫療法のこれまでの歩みを俯瞰してみよう。プルミエールクリニックの星野泰三氏によれば、

第一世代…免疫賦活剤（丸山ワクチンなど）
第二世代…サイトカイン治療（インターロイキンなど）
第三世代…活性化リンパ球治療、ＮＫ細胞治療
第四世代…樹状細胞ワクチン療法
第五世代…抗ＰＤ－１抗体療法

となる。

そして、この歩みの中で、免疫を場の営みとして示したのが多田富雄先生である。第1章でも触れたが、その著書である『免疫の意味論』から再度引用したい。

免疫系というのはこのようにして、単一の細胞が分化する際、場に応じて多様化し、まずひとつの流動的なシステムを構成することから始まる。それから更に起こる多様化と機能獲得の際の決定因子は、まさしく「自己」という場への適応である。「自己」に適応し、「自己」に言及《リファー》しながら、新たな「自己」というシステムを作り出す。この「自己」は成立の過程で次々に変容する。

（中略）

こうした「自己」の変容に言及《リファー》しながら、このシステムは終生自己組織化を続ける。それが免疫系成立の原則である。

場を制するものは戦略である。抗ＰＤ‐１抗体が「オプジーボ」として実用化されたとき、これで免疫療法は戦略化されるぞと快哉を叫んだものである。たとえばリンパ球を活性化し、樹状細胞をパワーアップした上で、抗ＰＤ-１抗体によって免疫チェックポイントを阻害して、リンパ球と樹状細胞の力をフル回転させる。これは立派な戦略である。第一世代から第五世代までの組み合わせ方によっては数多くの戦略が生まれるはずだ。ということで快哉を叫んだのである。

ところが、いざ蓋を開けてみると、それほど簡単ではなかった。オプジーボを免疫療法の戦略の一環として用いるのではなく、一個の分子標的薬として用いているのである。これではオプジーボの真価を発揮することはできない。

いずれにしても第一世代から第五世代まで手駒がそろったのである。あとは戦略の名手が現れるのを待つのみ。楽しみなことではある。

（5）人はなぜ治るのか

ここに一冊の本がある。

『思想としての「医学概論」――いま「いのち」とどう向き合うか』（高草木《たかくさぎ》光一編／岩波書店）である。

医学概論とは医学哲学概論のこと。医師は哲学を身につけるべしとの思想から、1941年4月、大阪帝国大学にできた講座である。初代教授はフランス哲学を専攻する澤瀉久敬《おもだかひさゆき》氏。講座がスタートしてまもなく、1941年の12月に太平洋戦争が勃発。同年輩の若者たちが戦地に駆り出されて行くのに大阪帝国大学の医学部の学生は大学内でぬくぬくと過し、おまけに哲学などという役にも立たない学問に現《うつつ》を抜かしていると非難囂々《ごうごう》。

ところが澤瀉久敬教授は少しも動じず、学生さんたちに、

「君たちも肩身が狭いだろうが、気にするな。哲学を身につけた、良い医師になってお国に恩返しをすれば良いのだから」

と励ましたというから大したものである。

その大阪帝国大学の医学概論の思想を、現在の医療の中に浸透させようというのが、本書の狙いの一つでもある。まずは医学と医療に対する考え方として、

儚《はかな》い、無価値の存在としての人間同士が互いに寄り添い合うための行為として医学や医療を位置づけ直せば、そこには必ずしも高度な技術が必要なわけではありません。悲しみや苦しみがときに技術によって劇的に解消されることは否定しませんが、人間存在の根底にかかわる悲しみや苦しみは、結局相互的な行為のなかでしか癒されることはないからです。いま、医学や医療のあり方を、澤瀉久敬が試みたように、科学論や生命論という大きな視点から、さらに社会科学的な視点から、根源的に考え直すときがきているると考えます。

と提言している。その通りだと思う。

そして、人はなぜ治るのかについてもしっかりと考察している。その考えを土台にして私見を述べるならば、

一、身体の一部に生じた故障をあたかも器械を修理するかのように直す〝治しの方法〟で、主として西洋医学がこれを担当。
二、生命エネルギーを回復あるいは向上させる〝癒しの方法〟で、主として代替療法がこれを担当。
三、治療者と患者さんとの関係性の効果。

ということになる。そしてこのうちの一つで治ることもあれば、二つで治ることもあるが、この三者はそれぞれが自分の担当領域を持っていて他がそれをカバーできないのであるから、三者を統合して得られる効果がいちばん大きいことになる。

まずは治しと癒しとを統合することだ。これまでにも再三述べてきたように、統合と

は足し算ではなく積分である。つまり双方をいったん解体したものを集め直して、まったく新しい体系を作ることである。並大抵のことではない。エビデンスがあるのないのといって排斥しあっている暇はないのである。まずは相手を敬意を抱いて迎えることだ。すべてはそれからだ。

そして何より大事なのが治療者と患者さんとの関係性の効果だ。双方が相手の生きるかなしみを敬い合って一体となることだ。マラソンランナーと伴走者の関係だ。心を一つにしなければ効果は出ないのである。

（6）守りの養生から攻めの養生へ

癒しの主力は養生である。養生とは生命を正しく養うことであるが、これまでの養生は身体をいたわって病を未然に防ぎ天寿を全うするという、どちらかというと消極的で〝守り〟の養生であった。

ひるがえってこれからは焦点を身体から生命に移して、日々生命のエネルギーを勝ち取って行き、死ぬ日を最高に、その勢いを駈って死後の世界に突入するといった〝攻め〟の養生である。これまでの守りの養生のように死をもって終わりとするのではなく、死を超えて死後の世界をも視野の内に入れた骨太の養生なのである。

そして、この攻めの養生の推進力はH・ベルクソンのいうエラン・ヴィタル（élan vital）、すなわち生命の創造的進化を促す内的な衝動力である。「生命の躍動」である。生命の躍動は、もともとベルクソンがチャールズ・ダーウィン（Charles Robert Darwin／1809～1882）の進化論に異を唱えての発想なのである。自然淘汰も適者生存も生物の進化を説明する上で立派な考えではあるが、それだけでは少し弱いのではないか。生命を生命たらしめている内的な衝動力がそこに一枚加わっての進化ではないかと言うのである。

生命の躍動によって内なる生命エネルギーが外にあふれ出すと私たちは歓喜に包まれるとベルクソンは言う。この歓喜こそ免疫力や自然治癒力を高める最大の要因であることは半世紀を超えるがん治療の現場の経験の中で私自身会得していたのであるが、そのメカニズムについてはもう一つ説明できなかったのである。

なぜ、歓喜が自然治癒力ひいては生命力を高めるのかという問いに回答を与えてくれたのもベルクソンである。彼は言う、この歓喜はただの快楽ではない。そこには必ず創造を伴っている。何を創造するのか？　自己の力をもって自己を創造するのだと。

そうだったのか。この歓喜は自己実現の道を内蔵していたのだ。それならわかる。歓喜が生命力を高める理由が。しかし創造というと芸術家や研究者の仕事を連想してしまうが、そうではなく生きとし生ける者すべてが持っている自己を創造する仕事だったのだ。さすがはベルクソンである。

（7）養生の分類

もう30年以上前のことであるが、北京の書店で『あなたの健康をお祈りいたします』という、まるで年賀状の挨拶のような書名の本を買い求めた。

そこには3×7＝21文字の養生の基本型が示されていた。すなわち、

節《せつ》飲《いん》食《しょく》
勤《きん》運《うん》動《どう》
練《れん》気《き》功《こう》
暢《ちょう》情《じょう》志《し》
慎《しん》起《き》居《きょ》
適《てき》環《かん》境《きょう》
補《ほ》薬《やく》物《ぶつ》

の七項目である。

節飲食とは漢方の弁証のように自分の体質を知って、それに合う食物を少なめに摂るということ。勤運動とは運動に勤しむということで運動の内容は問わないが、できるだけ身体を動かすということで、適度の運動はがん予防の世界的なコンセンサスである。暢情志は心を伸びのびさせるということで、私の経験では先に述べたように心のときめきが心の健康法になる。慎起居とは起居をつつしむこと。起居とは立ち居ふるまいのことで、立ち居ふるまいを度を越さないように控え目にするということで、私の場合は早寝早起きということか。

順序が逆になってしまったが、練気功とは、いかにも中国らしく、気功に励むということで、気功を生活習慣の一部として定着させることをいう。適環境とは暑いときは暑いように、寒いときは寒いように環境に適した生活をということ。補薬物とはどうしてもライフスタイルの改善だけでは追いつかない場合、薬物の力を借りようということで、中国ではもっぱら漢方薬、私の場合は高血圧と通風の薬を服用している。

私の場合は患者さんとの戦略会議の中で養生を語る際は、からだの養生、こころの養生、いのちの養生に三分している。からだの養生は食事と運動。食事は分析と直観を駆使して、俺の食はこうなんだという理念を持つこと。運動はスポーツやウォーキングをあらためて心がけるのではなく、日常の中でこまめに動くことを勧めている。

こころの養生は言うまでもなく心のときめきである。ときめきのチャンスは逃さないようにということである。

そして、いのちの養生は気功である。病院の道場でおこなわれている15種類ほどの功法の中から一つ二つを身につけてくれるように勧めている。しかし、うちの功法にこだわることなく、どんな功法でも好きになれるものなら、それを練気功とすればよい。

（8）関係性は互いの生きるかなしみを敬い合うことから

人間は虚空からの孤独なる旅人。たった一人でこの地球にやって来て、たった一人で去って行く孤独なる旅人である。旅人は旅情を抱いて生きている。旅情とは喜びと悲しみ、ときめきとさびしさなどが錯綜する、しみじみとした旅の想いであるが、その根底にはかなしみが横たわっている。

私は地方に講演に行った帰路、空港や駅のレストランで40分ほど旅情に浸ることにしている。生ビールを2杯と地元の焼酎のロックを2杯で40分。わが来し方、行く末に思いを馳せるのである。

何回も旅情に浸りながら、その根底に横たわる生きるかなしみに気付いたわけであるが、わがかなしみをいつくしみ、相手のかなしみを敬うことで医療本来の温もりを取り戻すことができるのだ。だから関係性とは互いの生きるかなしみを敬い合うことなのである。

（9）ホリスティック医学の、そして養生の究極は〝生と死の統合〟

死の直前に、あるいは最後の言葉の中に、あぁ、この人はついに生と死を統合したなぁと思える人に遭遇することが増えてきたことは確かだ。

まずは太極拳の楊名時先生だ。亡くなる数日前に、眼になんとも言えない笑みを浮かべながら、

「また、鰻屋さんで一杯やりたいねぇ」

と。この鰻屋さんはあの世の鰻屋さんなのである。

また別の患者さん。私が回診に行くと、ベッドの上に正坐している。

「どうしましたか？」

「いえ、旅立ちの日が近づきました。一言お礼を申し上げたくてお待ちしておりました。……最後に最高の医療を受けることができました。ありがとうございました」

また別の患者さん。亡くなったとの連絡を受けてナースステーションに行くと、看護師が涙を流している。プロにしては珍しい。どうしたのかと問うと、「私が夜のラウンド（回診）に行きましたら、この患者さんが、私に向かって、『只今から虚空に旅立ちます。長い間ありがとうございました』とお礼を言うのです。そして間もなくの旅立ちでした。初めての経験でした……」

第4章

大ホリスティック提唱後の歩み

（1）『ホリスティックマガジン　2017』

2017年2月

2017年2月24日発行の『ホリスティックマガジン』は協会30周年の記念号。そのテーマに「大ホリスティック」が取り上げられて、その表紙に、「大ホリスティック時代のはじまり〜新しい健康観の創造〜」と大書されているのにはおどろいたし、正直うれしかった。

さらに「未来に残したい言葉」の中に「大ホリスティック」が取り上げられた上に、「場、戦略、直観」なる私の文章が掲載されている。もちろん、場を制するものは戦略。その戦略の中心には直観があるという私の持論が展開されているわけだが、最後を「大ホリスティック医学」という項目で結んでいる。その部分を引用しよう。

2016年度の協会シンポジウムで提案したように、いまや私たちは大ホリスティック医学時代を迎えようとしている。どういうことかというと、もう一度、場の階層を思い出してもらいたい。これまでのわがホリスティック医学は、人間という階層に存在する人間まるごとをとらえる小ホリスティック医学だった。

西田幾多郎がいうように、全体は現実化されたかたちでとらえられるものではなく、関係性の無限の拡がりをいうとすれば、虚空から素粒子にいたる、すべての階層に拡がる人間まるごとを対象としなければならないのである。

理念はこれできまりとして、具体的にはいかにするか。

まず個々の戦術としては場の医学を全面に出す。つまり免疫療法、心理療法、中医学、ホメオパシーに代表される各種代替療法など。その上で、これらを戦略に止揚する。さらには医療という場を支える当事者間の関係性による効果を重視する。

いますぐにでも着手できるではないか。

（2）『川越からのおたより』

2017年7月

わが病院の、主としてがんの患者さんが自主的に運営している会がある。特別な名称はない。自分たちで「患者の会」と呼んでいる。歴史は24年。会員数は148人。季刊で『川越からのおたより』なる会報を出している。その2017年7月号に「大ホリスティック」についての文章を載せた。題して「大ホリスティック医学への誘《いざな》い」。

大ホリスティック医学なるものを提唱して、ちょうど一年が過ぎた。提唱してといっても、あちこちの講演で喋ったり、これまた短い原稿を書き散らしただけで、一冊の書物として著わしたわけではないから、提唱したというには、いささかおこがましいかもしれない。

しかし、一年近くの苦闘の末、書物についても、すでにゲラはできて、あとは刊行を待つばかりという段階に入ったのでお許しいただきたい。

という書き出しで、ここで初めて大ホリスティック医学の三つの概念について触れている。三つの概念とは、

一、何をもって大となすか。まずは、これまでのわがホリスティック医学は、〝人間〟という場の階層にとらわれていた〝小ホリスティック医学〟だったのだ。これからは素粒子から虚空まで、すべての階層を対象とするという意味で〝大ホリスティック医学〟なのである。

二、仏教学説の一つである「唯識《ゆいしき》」では人間の心を八層に分けている。すなわち、眼《げん》識《しき》、耳識《にしき》、鼻識《びしき》、舌識《ぜつしき》、身識《しんしき》、意識《いしき》、末那識《まなしき》、阿頼耶識《あらやしき》、である。最初の五識は形のある〝個物《こぶつ》〟の世界。これまでの西洋医学がもっぱらこれを担当してきた。第六識の意識に至って、こころといのちが対象のうちに入って、〝場〟の世界の登場である。

そして自己にこだわる末那識は免疫学の世界。ここで〝場〟が大きく現れる。しかし

まだ、T細胞、β細胞、抗体、樹状細胞などの〝個物〟が大きく関与している。

そして第八識の阿頼耶識に至って、虚空いっぱいに拡がる正真正銘の〝場〟の世界。私がこれまでやって来たホリスティック医学。阿頼耶識を手中におさめての〝大ホリスティック医学〟なのだ。

三、この世だけでは〝小ホリスティック〟、この世とあの世をつなげてこそ〝大ホリスティック医学〟なのだ。この世とあの世をつなげるにはどうするのか。ここはどうしても夏目漱石の死生観にご登場願わなくてはならない。すなわち、

理想の大道を行き尽して、途上に斃《たお》るゝ刹那に、わが過去を一瞥のうちに縮め得て始めて合点が行くのである。(『野分』)

この合点ができて、初めて〝大ホリスティック医学〟の成就。あなたも私も、この合点によって、この世をわが物にすることができるのである。

最後の、最後の瞬間に、この合点ができるかどうか。それはこれからの生き方次第。また、楽しからずやと言うべきか。

(3)『大ホリスティック医学入門』刊行　2017年8月

提唱するということになれば一冊の書物にするべきであるという考えから、原稿を書き始めたのがいつの頃であったか記憶が定かではない。しかし、出版社は春秋社さんと私の中では決まっていた。本の性質と、それまでのお付き合い（数冊の本をすでに上梓していた）とからである。

原稿の進み具合で、どのあたりで話を持ち込んだか、これも記憶が定かではないが、大ホリスティックといっても初耳にちがいないので、春秋社さんとしてもいささか当惑気味であった。それでも昔の誼《よしみ》で引き受けてくれたのである。ありがたいことではある。この場を借りて感謝の意を捧げたい。

発行は２０１７年８月20日。本の帯の宣伝文句を紹介しよう。まずは表の帯。

がん治療の新天地へ！

近年の免疫療法の進歩により、患者を、「人間まるごと」だけでなく、その周囲の環境全体から見据え、西洋医学のみならず漢方薬、気功などあらゆる治療を総合的に駆使してがんに立ち向かう、ホリスティック医学の新しい入門書。

次いで帯の裏面。

私のこれまでやってきたことは小ホリスティック医学だったのだ。今から大ホリスティック医学を求めて一歩踏み出すのだ！

人間という階層の場にとどまらず、素粒子から虚空まですべての場を相手にするのが大ホリスティック医学なのだ。さらには、これまではこの世だけを相手にしていた。この世とあの世が繋がってこその大ホリスティックなのだ。

医学のみならず、生きることのすべてが大ホリスティックを求めているのである。

短い文章の中に、

①個物から場へ　②人間という階層からすべての階層へ　③生と死の統合という大ホリスティックの三つの概念がまとめられている。

(4)「日本ホリスティック医学協会30周年記念シンポジウムin京都」

2017年9月

よくも30年もこの道一筋にやって来たものだ。今昔の感も一入《ひとしお》である。

時は平成29(2017)年の9月24日の日曜日。所はロームシアター京都。

シンポジウム実行委員長は盟友中の盟友、黒丸尊治《たかはる》(彦根市立病院緩和ケア科部長)。

シンポジウムのテーマは、

「脳と潜在意識でいのち☆きらめく~自分らしい人生を健やかに生きる~」

演者は発表順に、帯津良一、奥平亜美衣《あみい》(執筆業)、メンタリストDaiGo、茂木健一郎(脳科学者)の四人。

私の演題は「さあ、大ホリスティック時代の幕開けだ!」

まずは大ホリスティック、大ホリスティックと高らかに叫んでも、医療という現場には気負いがないことを再認識。つまり、医療とは患者さんを中心に家族、友人そしてさまざまな医療者が織り成す営みであり、場を制するものは戦略である。具体的には治しと癒しを統合して、これに患者と治療者との関係性の効果を加えたものが戦略。この戦略によって、患者さんは病を克服し、当事者のすべてもそれぞれ癒されるのが医療というものである。そこには一片の気負いもない。

ということを認識した上で、大ホリスティック医学の三つの概念を明確に呈示した。

①素粒子から虚空まで、すべての階層を一つにとらえて全体とする。

自然界は素粒子から虚空まで、場の階層から成る。そのうちの人間という階層をまるごととらえるべく人間という階層に築かれた医学が小ホリスティック医学。素粒子から虚空まですべての階層をまるごととらえるのが大ホリスティック医学である。

②完全なる場の医学。

これまでの小ホリスティック医学はからだ、こころ、いのちが一体となった人間まるごとをとらえる医学であった。すなわち、個物と場の混合体を対象としていたのである。ひるがえって、大ホリスティック医学は、仏教の唯識学説の阿頼耶識のような、完全なる場を対象とする医学である。

③生と死の統合。

ホリスティック医学の究極は生と死の統合である。たとえ病の中にあっても、生きながらにして生と死を統合することをサポートするのが大ホリスティック医学である。そして最後に大ホリスティック医学を提唱した2016年5月から1年4カ月で、わが病院の場のエネルギーはこれまでにない上昇の気配を見せていることを述べている。

①働きざかりにして志の高い4人の医師の戦列参加。

②同じく働きざかりにして志の高い15人の看護師の戦列参加。

③ソーシャルワーカーが3名に。

これが大きい。患者さんの心理的あるいは社会的な問題を解決していくのがソーシャルワーカーである。ホリスティック医学遂行にはなくてはならない存在である。

そして、これからが楽しみである、と結んでいる。

(5) ハワイ講演

2018年4月

長野県の飯綱高原にあるホリスティックスペース「水輪」で、年に4~5回「水輪養生塾」を開いている。がん患者さんとその家族あるいは医療関係者のための勉強会である。優に20年を超えてはいるが、「養生塾」を名乗ってからは18年といったところか。

2017年の夏頃の養生塾でのことである。ハワイからご夫婦が参加してきた。デヴィッツご夫妻。ご主人はアメリカ人で奥さんが日本人である。二日目に奥さんがそっと話しかけてきた。

「……私たちはがんとは関係ありません。じつは先生にホノルルでの講演をお願いに来たのです……」

これにはいささかおどろいた。メールでも手紙でも連絡する手段はあるのに、わざわざ遠路はるばるやって来なくともと思ったのである。その後も打ち合わせのために奥さんが二度ほどやって来て、2018年の4月19日から3泊4日のホノルル行きとなったのである。

招聘団体はハワイ・ウーマンサポートセンターとホノルル財団であるが、終始、デヴィッツ夫人の裕子《ひろこ》さんが陣頭指揮をとっている。私に与えられたノルマは講演が一回と車座交流会が一回、それと早朝の練功が二回と、日程としてはゆったりしている。

講演のテーマは、

「大ホリスティック医学時代の幕開け～死ぬまで元気に生きる知恵～」

大ホリスティックが提唱後2年を待たずしてハワイに上陸を果たしたと感慨も一入《ひとしお》。100人定員の会場が満席。全部が日系人といった感じであるが、皆さん目を輝かせて聴いてくれるのは、正直うれしかった。

終わったあとは、日本から参加の対馬ルリ子先生（女性医療ネットワーク）と後藤章《あき》暢《のぶ》（神戸国際医療交流財団）先生と三人で、大ホリスティックをテーマにフォーラム・ディスカッション。

その翌日が「車座交流会」。これは水輪養生塾が発祥の地。参加者全員が車座になって、闘病中の悩みや疑問を私にぶつけてくる。それに私が答えると、さらに関連した発言が飛び出してくる。その論議を盛り上げていくのがファシリテイターの仕事。発祥の地だけに代表理事の塩沢みどりさんのそれは迫力がある。

こちらはホテルの一室におよそ40人ほどの車座。ファシリテイターを務めるのは胸部外科医の女医さん。代替療法では先輩格のアメリカだけあって、お一人おひとりの内容が濃い。3時間があっという間であった。

たとえば、30代の寿司職人さん。喉頭がんにかかって、手術をすすめられたが、言語が不自由になると仕事に差し支えるということで、これを断る。それなら放射線ということになったが、これも本来の声というわけにはいかないだろうということで、結局は通常の治療を避けて、代替療法のゲルソン療法を選んだのであるが、この選択をどう思うかというのである。

ゲルソン療法とはドイツのマックス・ゲルソンさんの考案による食事療法で、すべてが無塩の野菜食である。ひと頃、私の病院の患者さんの間で取り沙汰されたことがあって、そのときはマックス・ゲルソンさんの娘さんのシャーロッテ・ゲルソンさんが、アメリカとの国境近くのメキシコのティファナというところに病院を開いて、ゲルソン療法をおこなっていた。

うちの患者さんの一人で直腸がんの手術を受けたあと、一切の補助療法を断って、ゲルソン療法一筋だった中年の男性を覚えているが、ニンジンジュースによるものか肌が黄色味を帯びて、なんとなく健康的とは言えない風情ではあった。術後5年したところで現れて、「ついに完走しました。明日から普通の食事に戻します」と、うれしそうに宣言した姿が印象的であった。

ゲルソン療法の基本は徹底した無塩の野菜食である。かつて、オーストラリアはメルボルン近くのヤラ・バレーにある、イアン・ゴウラーさんの施設を訪問したときに、これはゲルソン療法ではないが、徹底的な野菜食にたじろいだことを思い出す。

私の中ではゲルソン療法は背水の陣のときに取り上げるべきと思っている。通常医学と代替療法のさまざまな治療を試みたにもかかわらず、土俵際に追い詰められ、もうあとがないという場合にである。ゲルソン療法の非日常性の効果に、最後に期待するのである。野菜だけ。塩気はまったくない。日常のこれまでの食事となんて懸け離れていることか。

この寿司職人さんの場合は決して背水の陣ではない。手術と放射線治療を断っても、化学療法もあれば免疫療法もある。代替療法に目を向けても、漢方薬もあればホメオパシーもある。だから、いきなりゲルソン療法というのはどうかな？　という思いが胸を過《よぎ》ったが、訥々《とつとつ》と語る彼の表情を見ているうちに考えが変わったのである。

ここからは私の想像であるが、彼は寿司職人として、ハワイで一旗揚げるべく、2～3年前に笈《きゅう》を負って、単身、ホノルルにやって来たのではないだろうか。そして、やっと、その地歩を固めた矢先の発病だったのではないだろうか。彼の無念さがひしひしと伝わってくる。そこで次のように答えた。

「……ゲルソン療法は、その歴史と普及度ということにかけては、代替療法として決して見劣るものではありません。あなたの直観がそれを選んだ以上、期待を込めて、つらぬ抜いてください。迷いながら事を運ぶのはよくないことです。

そして、信頼できる主治医さんに、定期的なチェックをお願いして、病状の進行を認めた場合は、これに対処することにやぶさかであってはなりません」

もう一人、60代の女性。甲状腺がん。術後の度重なる再発を再手術やアイソトープ治療で乗り越えてきたが、嚥下《えんげ》障害を来《きた》し、飲み食いが不可能になり、胃瘻《いろう》を造設したという。飲食の欲求、黙《もだ》し難《がた》しというところへ、古くからの友人が特製の粥を作ってくれたところ、これはなんとか納まることがわかり、QOL（クオリティ・オブ・ライフ＝生活の質）の向上には計りがたいものがあるという。

その上に、もう一つのQOLの向上がつながる。それは就寝前の、日本酒の大吟醸のお猪口一盃である。この喜びは手に取るようにわかる。免疫力も自然治癒力も、その度に高まること請け合いである。そして、私の昨日の講演を聴いて、さらに意を強くしたという。私にとってもこれ以上の喜びはない。

最後の夜は、眼下に静かな入江を望みながら、裕子さん宅で、お別れの宴。景色も一流なら、酒も料理も一流だ。翌日は帰国。裕子さん運転の車でホノルル空港へ。運転し

ながら、裕子さん曰く、

「…先生、サプライズがあります…。お帰りはファーストクラスをとりました」

えっ！　なんたるサプライズ。スコッチに舌鼓を打ちながらのリラックスした7時間の空の旅は最高だ。少なくとも私の仕事に皆さんが失望を感じていない証拠にちがいないと、ほっと胸を撫で下ろしたものである。

こうして大ホリスティックのハワイ上陸は成功裡に終わったのである。

（6）日本がんコンベンション

２０１８年７月

がんに対する代替療法をテーマにした大会である。主催はアメリカがんコントロール協会日本支部。代表は森山晃嗣氏。１９９５年に第一回大会を開き、以後毎年一回の開催で２０１８年7月、第24回を迎える。

都内の会場で二日間、一日あたりおよそ10人の演者が登壇する。私は常に初日の冒頭に登壇するトップバッターである。土曜日と日曜日は講演依頼が多いので、がんコンベンションでの講演を朝のうちに済ませてしまえば、もう一つの他の講演に馳せ参じることができるというのも一つの理由であるが、それ以前に、もともと、私は何事も朝一番が好きなのである。

いちばんの思い出は、がんの心理療法で有名な、カール・サイモントン博士との出会いである。第二回の際、トップバッターの務めを果たして降壇してくると、主催者の森山さんが待っていて、

「先生！　サイモントン博士とお会いしたいでしょう？」

がん治療の世界でサイモントン博士の知名度は抜群である。私も例外ではなかった。しかし、特別お会いしたいとも思ってはいなかった。

「えぇ……まあ……」

という私の曖昧な返事にもお構いなく、

「そこで、先生がサイモントン博士とお話しできるようにと、近くのホテルのレストランを予約しておきました。通訳さんも用意してあります……」

内心、余計なことをしてくれるなぁと思いながら、近くのレストランへ。注文はサイモントンさんが生ビールとサンドイッチ、私が生ビールとピラフ。ここで少し緊張がほどける。

そのうちサイモントンさんの話の歯切れが悪いのに気付く。あぁ、この人は現場では苦労されている人なのだなあ、と好きになってくる。その上、彼の灰色の瞳にかなしみが宿っているのに気付き、ますます好きになる。

来日はこの度が初めてだという。そして、初めて食べたお寿司がおいしかったと。そ

こで、

「どうです。鰻重もおいしいですよ。川越の私の病院にいらっしゃいませんか？」

箱根行きの予定をキャンセルして彼は私の病院にやって来た。そして日本酒の熱燗と鰻重の味を覚えてしまったのである。

それからというもの、来日の機会には必ず川越にやって来て、鰻重を肴に熱燗というスタイルができ上がってしまったのである。英会話の苦手な私が英国圏で得た唯一の親友であった。


閑話休題。がんコンベンションが4～5回目を迎えた頃、手持ちの話題が底を突いてきたという理由で出演の辞退を仄《ほの》めかしたところ、

「何を言っているのですか、先生には毎日の臨床があります。話題はいくらだって出てきますよ！」

と森山さんにたしなめられて続行。それからというもの、確かに話題はいくらでも出てくる。森山さんの炯眼《けいがん》に脱帽したものである。

第21回目のとき、いつものようにトップバッターで登壇すると、司会の方が、

「本コンベンションも21回目を迎えました。ということは21年の歴史を刻んできたことになります。そして、21年間、一度も休まずに出続けておられる方は、帯津先生お一人です……」

会場にかすかなどよめきが起る。私自身にもいささか胸に熱いものがこみ上げた。


そして迎えた今年の第24回がんコンベンション。私のテーマは、

「大ホリスティック医学を目指して三年目」。

会場は浅草橋駅近くの「浅草橋ヒューリックホール」。定員がどのくらいか訊きそびれたが、満席である。しかも皆さん熱心に聴いてくれる。3カ月前のホノルルとまるで同じだ。しかも、いちいち頷いてくれる人が少なくない。ありがたいことである。

終わって降壇してくると、アメリカがんコントロール協会会長のフランク・コウジノウ氏が待っていて固い握手。一度、私の病院を訪問したいと言う。そういえば、彼も24回皆勤賞のはずだ。

第5章

エネルギー高まる病院の現場

(1) ホリスティックな同志が増える

大ホリスティックに目覚めて以来、講演や執筆の機会をとらえては、これを提唱してきた。2017年5月までの1年間で、講演がおよそ100回、執筆の連載は月刊が2冊、季刊が3冊、合わせて36冊。このすべてが大ホリスティックではないが、臨時の単独の寄稿も加えるとかなりの数に上る。

ちょうど1年が経過した2017年の5月に、それまでの1年間をふり返ってみた。まちがいなくホリスティックな同志が増えてきていると見たからである。

まずは、4人の常勤医が就職してきた。いずれも働き盛りで志が高い。こんなことは病院の歴史が始まって以来初めてのことではないだろうか。院内の場のエネルギーは明らかな高まりを見ている。

看護師さんはどうかと問い合わせてみると、1年間で15人が戦列に加わったという。病院の職員食堂の昼食時、「おっ！　かわいい子が居るなあ！」と、なんとなくうれしくなる相手は新しく就職してきた看護師さんである。これはかなり前から感じていたことであるが、ホリスティック医学を目指す看護師さんは若くて美人が多い。それが15人も増えたとなると院内の雰囲気は変わって当然というものだ。

次いで、理学療法士さんが、これまた増えた。対象は脳血管障害や骨折の治療後の患者さんが多いが、がんの患者さんの場合もいろいろな理由で運動障害を来《きた》すことが少なくはないので、対象に加わることになる。

気功道場と兼用のリハビリ道場で、いつも４～５人の理学療法士さんが担当の患者さんを相手に、なごやかに鎬《しのぎ》を削っている。５月の田植時から、７月の一面の緑まで、病院の自室の窓から遠くまで拡がった田圃《たんぼ》を眺望するのが大好きなのだが、そんな時、田圃道を患者さんと理学療法士さんが寄り添って、歩いているのを目にすることが少なくない。これがなんと一幅の絵になっているのだ。

理学療法士さんは総勢７人。作業療法士さんが１人。男女半々くらい。これまた男女を問わず、若くてマスクがいい。病院の場のエネルギー向上への貢献度はきわめて高い。貢献度ということになれば、ソーシャルワーカーさんが最右翼だろう。ソーシャルワーカー（Social Worker）とは心理的、社会的な問題を抱えて困っている人々に問題解決のための援助を提供する専門職の総称である。ソーシャルワーカーとしての資格はないが、多くは「社会福祉士」か「精神保健福祉士」の国家資格を持っている。

その中で医療ソーシャルワーカー（Medical Social Worker）とは、「保健医療分野におけるソーシャルワーカーであり、主に病院において『疾病を有する患者等が、地域や家庭において自立した生活を送ることができるよう、社会福祉の立場から、患者や家族の抱える心理的・社会的な問題の解決・調整を援助し、社会復帰の促進を図る』専門職を指す」（Wikipedia「医療ソーシャルワーカー」２０１８年11月５日閲覧）

人間は多かれ少なかれ社会的、心理的な問題を抱えている。だからホリスティック医学で〝人間まるごと〟という場合、医師や看護師などの医療者だけではとらえきれないのである。社会的、心理的な問題の解決を援助するソーシャルワーカーが不可欠な存在なのである。

10数年前に、ホリスティック医学を遂行する病院でソーシャルワーカーとして仕事をしたいといって、N君が本院への就職を希望してきたときは、正直まだ、このことに私は気付いてはいなかった。採用になったN君は、試行錯誤を重ねながら地歩を築いていく。大変な苦労だったと思うが、需要は次第に増えていき、一人では賄いきれなくなって、この時期にH君とD君という2人のソーシャルワーカーが就職してきたのである。

これは大きな収穫であった。３人が３人とも携帯電話を耳に当てながら院内を小走りに回っている。ホリスティック医学におけるソーシャルワーカーの役割がいかに大きいか、痛いほどわかってしまった私としては、この小走りを心地よく眺めているのである。

2人が戦列に加わるのと前後して、埼玉県立大学の「認定看護師教育課程」でホリスティックながん看護について講義が終わると、さっと挙手。

「質問ではないのですが、一言、感想を述べさせていただきます。私は先生の病院のある地域で訪問看護の仕事に携わっている者ですが、今日の先生の講義を伺って、先生の病院の評判が良い理由がわかりました。それにしても、とりわけ良いのがソーシャルワーカーさんですね……」

ありがたいことではある。

（2）自分の病院で手術を受ける経験

2017年10月

そして、1年は優に超えて2017年の10月14日、神田の学士会館での学術集会で講演を聴いているとき、不覚にも眠ってしまい、椅子から横倒しに転落、右半身を強打。その衝撃で目が覚めた途端、右鎖骨がボキッ。〝あっ、折れたな〟と思ったが、突然、学生時代の空手の試合が蘇り、一瞬にして跳ね起きて戦闘態勢に。動きがわれながらあまりにも機敏であったために、骨折したことは誰も気がつかなかったらしい。

知人から携帯電話を借りて、わが病院に電話。

「今夜の当直医はどなたですか？」

「整形外科のO先生です」

「おっ、ありがたい。すぐ帰るから……」

タクシーで一路、川越の病院へ。

レントゲン写真を見ながらのＯ先生とのやり取り、

「このままでも治りますが、手術をしたほうが早いですね」

「もちろん、手術をお願いしたいと思いますが、いつになりますか？」

「来週の火曜日です。３日後ですね」

「じつは来週の土曜日に姫路市で、その２日後の月曜日に広島市で講演が入っています。……何があってもキャンセルするわけにはいきませんので、一週延ばして、広島から帰って翌日の来週の火曜日にお願いしましょうか」

ということで、広島から帰った日の夜遅く入院。


翌早朝から検温や点滴のために２〜３人の看護師さんたちが出入りするが、仰臥したままで下から見上げる顔はいずれも美人揃い。応答にしても動作にしても、じつにきびきびしていて気持ち良い。やがて麻酔科の女医さんの登場。年齢の頃は30代か。これまた美人で、オリエンテーションも歯切れよく、簡にして要を得ている。

このたびの手術に関してはまったくといってよいほど不安はなかったが、全身麻酔だけは初体験である。自分が手術をした患者さんの麻酔からの覚醒を麻酔医の傍らで見守るということも決して珍しいことではなかったが、気管内チューブが抜管された直後に、有らぬ事を口走る人が時に居る。もし、私も有らぬことを口走ってしまっては恥ずかしいなという気持ちが胸を過《よぎ》ったことが一度だけあったが、この女医さんと接した途端、そんな不安は雲散霧消してしまった。

手術室の情景はまるで覚えてはいない。気がついたら病室のベッドの上に。軽い午睡から覚めたようで、じつに心地良い。少くとも自覚的には手術の痕跡はまったくない。うちの病院の実力も相当なものだなぁと自画自讃。のちに、連載中の月刊誌のため、「けがの功名」なる一文を物にしたものである。

第6章

大ホリスティックへの課題

(1) 素粒子から虚空まですべての場のエネルギーを高める

まずは、場の階層の図（21ページ図1参照）を思い起こしていただきたい。自然界は場の階層から成り、上の階層は下の階層を超えて含むという属性がそこに在る。私たち人間は素粒子から臓器まで次々と下の場を体内に含みながら、家庭から虚空まで次々と上の場に含まれる。すなわち素粒子から虚空まで、この世のすべての場のエネルギーが私たちの中で刻々と脈打っているのである。

だから人間まるごととは、あるときは遺伝子の場、あるときは細胞の場、そしてあるときは地球の場なのである。ということは自分が身を置く場のエネルギーを高めることに常に留意して生きていかなくてはならない。

まずは家庭の場。夫婦間にしても親子の間柄にしても、しっかりした信頼の絆で結ばれているのが普通の家庭というものであるが、世は儘《まま》ならないのが常というもの。学校や職場など、より上部の場の影響や、あるいは臓器や細胞といった体内の場の状態によって、信頼が脅かされることも少なくはない。

だから、依怙贔屓《えこひいき》の利きやすい場だからといって油断してはならないのだ。常に自らの内なる生命場のエネルギーを高めながら、親子兄弟の内なる生命場にも思い遣《や》り、家庭という場のエネルギーを高めることにおさおさ怠りがあってはならないのだ。年齢が上の者ほど範となるよう、切磋琢磨しなければならないのである。親しき仲にも礼儀あり、また楽しからずやと言うべきか。

次は学校の場。生きていくために必要な学識を身につける場であるとともに、他者との集団生活を通して、耐えることを身につけるという人間形成の根幹となる場である。

『老子』の第48章の、

学を為《な》す者は日に益《えき》し
道を為す者は日に損《そん》す。
之《これ》を損し又《ま》た損し、以《もっ》て無為《むい》に至る。無為にして而《しか》も為さざる無し。

の〝学を為す〟期間である。人間本来の道を為すことに較べれば、より低位の問題ではあるが、道を為すためには、どうしてもいったんは通過しなくてはならない場なのだ。そして人間は社会的生物である。社会という場の中で生きていくのである。その基本中の基本である集団生活の掟をここで身につけるのだ。

それにしても、最近、メディアで学校での〝いじめ〟の問題が取り沙汰されることが多くなったとは思わないか。『広辞苑』によると、

【苛め】いじめること。弱い立場の人に言葉・暴力・無視・仲間外れなどにより精神的・身体的苦痛を加えること。一九八〇年代以降、学校で問題化。

とある。

1980年代以降に、いじめが学校で問題化されるようになったのは不覚にも初耳であった。1980年代に世の中がどう変わったというのだろうか。私についていえば、ちょうど都立駒込病院で、食道がんの手術に明け暮れ励んでいた時代。しかも、西洋医学にある種の限界を感じ始めた頃である。いじめの問題化と西洋医学の限界とに何か共

通の時代背景というものが存在するのだろうか。まるでわからない。

しかし、昔もいじめはなかったわけではない。1947年、太平洋戦争が終わって3年目。小学校6年生のときである。男女共学。私自身、学業の成績は良いほうに属していた。原因が何であったか忘れてしまったが、あるとき、ひときわ大柄な餓鬼大将が、

「今後、帯津と口を利くことまかり成らぬ」

という御触れを出したのである。

威令は十分に行き届いたのだろう。誰も「やあ」でも「うん」でもないのである。しかし、こちらもそれほどつらくは感じてはいない。こんな話を家庭に持ち込む気などさらさらなかったからである。そして2~3日経った頃、私と同じように小柄で、いつも前列のほうで近くの席を占めていたSという男が、

「俺はお前の味方だからな!」

と言って話しかけてきたのである。

正直なところ心底うれしかった。まだ映画館に足を運ぶという時代ではなかったが、西部劇映画のガンマンの友情のようなものを感じたのかもしれない。掟を破ったSへの

制裁があったかどうか定かではない。S自身それほど恐れている節《ふし》はなかったようだ。そしてまもなく、私へのいじめも雲散霧消してしまった。餓鬼大将もあっけらかんとしている。

いま思うに、要するに当時のいじめには陰湿さというものがなかったのだ。それに較べて、現在のいじめには陰湿さがまつわり付いているようだ。この違いはどこから来るのだろうか。帰因するところは時代背景、ひいては地球の自然治癒力の差にあるような気がしてならない。

1947年といえば、終戦3年目、まだ物資は窮乏を極めていた。三度の食卓の上もまだまだ乏しいものだった。しかし、まちがいなく、どん底からは脱し始めていた。それとともに老いも若きも、そして小学生といえども、胸に希望の灯火がともり始めていたのである。

それに較べて、いまはどうだ。物資こそ潤沢そのものだが、希望には大差があるようだ。じつはこれには後日談がある。あれから70年近く経ったある日、川越市にあるホテルで中学のときの同窓会が開かれたのである。私と同じテーブルの席に彫りの深い、ひときわハンサムな男性が座っている。はて？　誰だろう。

「……失礼ですがぁ、どなたさまで？……」

「小学校６年のときいっしょだった、Ｓですよ……」

「えっ！　Ｓ君……あの時のぉ……」

色白のぽっちゃりした丸顔のＳ君が、こんな好い男になって現れるとは！

同窓会が済んでまもなく、彼と一献酌み交わしたくなって、手紙を認《したた》めたが、体調が悪いのと、あなたとは身分が違いすぎるからと断ってきた。体調が悪いのが、がんでなければよいがと案じつつ、あの世での再会を心に期したものである。


次いで職場の場である。ここでも最近パワーハラスメントを含めて、職場内の人間関係に悩む人が少なくない。もう20年近く以前から、わががん治療戦略の一環にドイツ生まれの代替療法の雄である、ホメオパシーを取り入れている。

ホメオパシーとは後述するように、ドイツのサミュエル・ハーネマン（１７５５～１８４３）が体系化したエネルギー医学である。原料は漢方薬と同じように自然界の物質すなわち動物、植物、鉱物であるが、植物がおよそ70%を占めている。

これらの原料をアルコール溶液で徹底的に希釈して物質性を排して、そのエネルギーだけを用いるのである。一分子も入っていないただの水がなぜ効くのか原理的エビデンスはまだ確立してはいないが、二重盲検法などの臨床試験はすでに数多くおこなわれ、その有効性は裏付けられている。

漢方薬と同じように病状に加えて、体質の歪みのベクトルをとらえて、治療の参考にするので、一度にあまり長い期間の投薬をするのは望ましくない。さりとて北海道や沖縄のような遠方の患者さんに2週間毎に来院していただくのは無理というものだ。

そこで、2週間毎に病状の変化を記録して郵送していただき、それをもとに診断を確定し、それに合ったレメディを2週間分送るのである。もちろん距離に応じて月に一回とか2カ月に一回とか来院していただいて診察と検査はルーチンにおこなってはいる。

その手紙の中で、職場の人間関係の悩みを訴える人が少なくないのである。これの解決に資するレメディは山ほどある。しかし、その前に職場の場のエネルギーを高めることが先決だ。そして忘れてはならないのは、自分自身も職場の場のエネルギーを担っている当事者なのである。

だから、まずは自分自身の内なる生命場のエネルギーを高めることだ。それによって職場の場のエネルギーが高まれば、パワーハラスメントを行使する上司の内なる生命場のエネルギーが高まって、パワハラのエネルギーが吸収されてしまって、パワハラが消えてなくなるというわけである。

また、自分が当事者の一人として、職場が何人であれ、その業績が上がれば、職場という場のエネルギーは弥《いや》が上にも高まり、それに釣られて、当事者すべての内なる生命場のエネルギーも高まり、パワハラやいじめの気持ちも自ら消えてなくなるというものだ。

要は当事者の自覚を抱いて仕事に打ち込むことなのだ。それでも、どうしても歯が立たず、刀折れ矢尽きたときは、逃げ出すしかない。エネルギーの低い場に身を置いたのではわが内なる生命場のエネルギーも一向に煮えたぎることがないからだ。こんなことでは免疫力も自然治癒力も低下の一途を辿るだけだからだ。

そして、次は地域社会だ。ここで物を言うのはなんといっても謙譲の心である。〝どうぞお先へ、私はあとから行きますから！〟という謙遜の心である。至って簡単のようでなかなかできないのだ。自分の顧客にはぺこぺこと必要以上にへりくだって対応するくせに、自分より少しでも弱い立場の人と見れば、矢鱈《やたら》と威張り散らす、いわば傲《ごう》岸不遜《がんふそん》の人を見かけることは決して珍しくはないが、嫌なものである。

最近はとみに海外旅行が嫌いになって、すっかり出不精になってしまったが、かつては仕事の関係でしばしば海外を訪れたものである。お国柄というか、接する人の態度がお国によってずいぶんと違うものだ。

まずは出入国の管理。大勢の人々を相手にするのだから、気持ちはわからないではないが、居丈高な物言いをするお役人が少なくない。〝自分を何様だと思っているのだ！〟とかちんと来ることもかつてはあったが、最近ではそういうものだと思って腹も立たなくなった。

そこへいくと、わが国の出入国管理のお役人は態度はいい。世界でも上位にランクされるのではないだろうか。

また、海外ではタクシーに乗ることが少なくはないが、仕事の関係者の運転する車の助手席に乗る機会もしばしばある。町中を走ると、その国のマナー事情がよくわかる。対向車や並行者の動きに、はらはらさせられたり、ひやっとさせられる国がある。こういう国に住んでいると、内なる生命場のエネルギーは荒廃の一途を辿り、マナーはますます悪くなるのではないだろうか。

日本の交通マナーは、これまた世界でも上位にランクされると誇りに思うが、もっと良い国の記憶が突然蘇ってきた。オーストリアである。もうずいぶんと以前の話であるが、国際ホメオパシー学会に出席するためにオーストリアのグラーツを訪れたときのことである。国道級の道路を横断しようとしたところ、かなり遠方の車までが減速を始めるのである。まさに譲り合いの心である。オーストリアの民度の高さに舌を巻いたものである。

いずれにしても、その地域社会の自然治癒力のレベルはマナーになって現れるのではないだろうか。わが国のマナーは決して低いとは思わないが、最近の殺人事件の多さはどうだ。自然治癒力の低下がすでにじわじわと迫ってきているのかもしれない。
そして、また次なるは自然界。

天災は忘れた頃にやって来る。

これは寺田寅彦（1878～1935）の言葉とされているが、いつどこで発せられたかについては定かでない。時に持論のようにして語られていたのかもしれない。彼は地球物理学専攻の東京帝国大学教授にして、夏目漱石門下の随筆家という文武両道の達人である。『三四郎』に出てくる、東京帝国大学理科大学の野々宮宗八さんのモデルといわれている。

「天災は忘れた頃にやって来る」とはなんとも風情のある言葉だ。場のエネルギーの高さをひしひしと感じるではないか。それがいまはどうだ！　いやぁ、2018年7月の西日本を襲った豪雨にはおどろいた。記録的な大雨によって河川の堤防が決壊して、町や村が水没。死者や行方不明者が出るわ、家を失った人は避難所暮らしをいつまでもしなければならないわ、そのあげく感染症と熱中症の蔓延というのだから、当事者にとっては大変な苦しみだ。

記憶を辿ってみても同じような悲劇を思い出すことができない。地震だって昔は最近のように頻発はしなかった。天災は忘れた頃どころか、隙有らばとばかりに襲いかかってくる。これを政府や地方行政の施策の失敗に帰する向きもあるようだが、そんな問題ではない。要するに自然界の自然治癒力の低下がもたらしたものなのである。

そして、自然界といえども、自然治癒力の回復は人間の行為に帰するところ大なのである。つまり、自分の内なる生命場のエネルギーにも思いを遣《や》ることを怠らなければ、環境の場のエネルギーも、その自然治癒力も回復してくるはずである。われわれの内なる生命場は環境の場の一部なのだからだ。

そして、次なるは国家の場である。最近の国家間の紛争の多さはどうだ。自然治癒力の凋落の最たるものだ。それぞれの大国が自らの国益にばかり執着して、他国への思い遣《や》りに欠けていること夥《おびただ》しい。それに輪をかけてテロリズムの横行である。

きちんと調べたわけではないが、現代ほどテロリズムの頻発する時代はなかったのではないだろうか。2年ほど前にこんなことがあった。トルコのイスタンブールで開催予定の学術集会が直前になって中止になったのである。確か、その少し前にトルコでテロリズムが勃発したのである。身の危険を感じていたわけではないが、中止になって、ほっと胸を撫で下ろしたのも正直なところである。しかし、イスタンブールは訪れてみたかった。

折角休暇をとったので、安全な国でのんびりしてみようと台湾に出かけてみた。ここはまったく快適な雰囲気で、自然治癒力の高さをしみじみと享受したものである。

テロリズムのような激しさはないが、大国同士の間柄もいつもいつもぎくしゃくとしていないだろうか。A・リンカーン（1809~1865）、W・チャーチル（1874~1965）、伊藤博文（1841~1909）などに較べて、いまのリーダーたちは一回り小さいような気がしないでもないが、本質的には国家の自然治癒力の低下に帰因するところなのだろう。責任はすべての国民一人ひとりの生命エネルギーの低下にあるのである。

そして最後が地球の場である。上の階層は下の階層を超えて含むのであるから、これまで述べてきた各階層の場のエネルギーを集約したものが地球の場のエネルギーである。地球の場に思いを馳せるとき、地震、大雨《たいう》、竜巻、高温といった天災の頻発に加えて、一向に鎮まらない、あちこちでの紛争、テロリズム、すっかり日常茶飯となってしまった数々の殺人事件と、そのエネルギーの凋落ぶりには目を覆いたくなるものがある。

地球の自然治癒力を回復し、そのエネルギーの向上をはかるべく、「帯津良一　場の養生塾」を開いてから、早18年。国内の分室も15～16カ所で止まったままで、まだまだ世界を狙うべくもない。つい、わが非力を嘆きたくもなるが、ここは勇を鼓して、宮本武蔵の『五輪書』の、

千里の道もひと足宛《ずつ》はこぶなり

を範として、歩を進めていくつもりである。

（2）場の医学のレベルアップ

①免疫療法

いまでも敬愛して止まない多田富雄先生が指摘するように、免疫とは自己という場に適応し、自己に言及しながら変容を重ね、新たなる自己を形成していくという場の営みである。

この場を制するのが免疫療法であり、これまでも述べてきたように場を制するのが戦略であるとすると、免疫療法とはすなわち戦略ということになる。極言すれば、戦略の体をなしていなければ、一人前の免疫療法ではないのである。しかし、戦略は複数の戦術の統合によって築かれる。まずは現在、まがりなりにも実用化されている戦術を挙げてみよう。

ⓐ丸山ワクチン

丸山千里博士（1901〜1992）が作ったツベルクリン由来のワクチン。主成分は、結核菌から抽出したリポアラビノマンナンという多糖体。ハンセン病、皮膚結核に著効があるとともに、がんにも有効。廉価であることと副作用がほとんどないことも人気の因《もと》。

ⓑサイトカイン療法

サイトカインとは、免疫細胞が産出するタンパク質のことで、免疫細胞同士の情報伝達に役立っている。「インターフェロン」や「インターロイキン」がその代表的存在で、これらのサイトカインを投与することで免疫細胞を活性化し、そのがん細胞に対する殺傷能力を高めようとするのがサイトカイン療法である。

ⓒ活性化リンパ球療法

患者さんの血液からリンパ球を採取、活性化培養し、点滴によって再び体内に戻すことで、弱まった免疫を回復させる。

ⓓＮＫ細胞療法

ＮＫ細胞は、自然免疫系を担うリンパ球の一種で、腫瘍細胞に対して、抗原による前感作なしに強い殺傷能力を発揮できる。ＮＫ細胞を体外で活性化し、増殖させ、再び体内に戻すことによって殺傷能力を高めようとするのがＮＫ細胞療法である。

ⓔ樹状細胞療法

周囲に樹木のような突起を持つ樹状細胞はがん抗原を認識し、がん細胞を攻撃するTリンパ球などにそれを教える司令塔のような役割を果たす。この樹状細胞を人工的に増やし、体内に戻すことによって、活性化Tリンパ球を誘導するのが樹状細胞療法である。

ⓕ抗ＰＤ‐１抗体

免疫チェックポイント阻害薬のことで、その一つが、いま評判のオプジーボである。

免疫チェックポイントとは免疫が暴走して、関節リウマチなどの自己免疫疾患や花粉症などのアレルギー疾患を引き起こすのを抑制するためのものである。

ところが困ったことに、がん細胞は、免疫チェックポイントのシステムを逆手にとって、免疫系の働きにブレーキをかける仕組みを獲得している。だからリンパ球ががん細胞を攻撃しようとしても、がん細胞がブレーキをかけてしまえば、力を発揮できない。

このブレーキを阻害、あるいは解除する薬が免疫チェックポイント阻害剤で、その一つが抗ＰＤ－１抗体である。

以上のⓐからⓕまでは一つひとつの戦術にすぎない。抗ＰＤ－１抗体を単独に用いたのでは、これは戦術のままである。戦略にはなっていない。免疫細胞の攻撃力を高めた上で抗ＰＤ－１抗体を用いれば、これは二つの戦術が統合されて戦略となる。

たとえば、まずは活性化リンパ球療法でＴリンパ球を活性化してから、樹状細胞の注射によって活性化リンパ球を大量に動員した上で、抗ＰＤ－１抗体でブレーキを解除して、免疫力を最大限に発揮させる。これが戦略である。

②気功

気功との出会いは1980年9月、初めての訪中の際である。北京市肺腫瘤研究所附属病院の中庭で10人ほどの患者さんがリーダーを中心に円陣を組んで練功していた。見た途端、〝あっ！　これは呼吸法だ〟と覚《さと》り、間髪を容れず、〝これぞがん治療における中医学のエースだ！〟と悟ったのである。

病院開設にあたって気功道場を併設。爾来36年間、気功はわがホリスティック医学の中核をなしてきた。「患者の会」のメンバーの古強者たちは例外なく気功の愛好者である。しかも再発した人は一人もいないのである。私の直観は当たったのだ。

この事実だけで十分である。エビデンスもデータも要らないのだ。私自身は週のうち3～4回の練功である。自分のためでもなければ誰のためでもない。定められた時刻になると自然に足が道場に向かうのである。生活の一部になってしまっているのだ。調和道丹田呼吸法も合わせるとわが気功歴は優に40年を超えている。別に続けようと思ってやってきたわけではない。振り返ったらそうなっていたのである。

これからは養生の時代。これで良いのではないだろうか。

③漢方薬と鍼灸

どちらも病院開設以来で、これまたわがホリスティック医学にはなくてはならないものになっている。鍼灸は鍼灸師さんにお任せだが、漢方薬は一から自分でやってきた。北京の最初の訪中で知り合い、のちに北京市がんセンターから新設成った中日友好医院の副院長に栄転した李岩《りがん》先生が何度も川越にやって来て、漢方薬によるがん治療について手を取るようにして教えてくれた。

漢方薬による診断は弁証である。証とは内なる生命場の歪みをベクトルとして表わしたもので、これを正確にとらえることが弁証である。そして弁証にしたがって、歪みのベクトルを、その逆方向にその長さだけ押し縮めるのが治療であって、これを論治《ろんち》と言う。

歪みのベクトルは臨床的には熱寒《ねつかん》、実虚《じつきょ》、燥湿《そうしつ》などとして表され、このあたりの大きな弁証はそれほどむずかしくはない。いったん熱証と診断されれば、これに対して清熱解毒の作用を有する生薬を選ぶのであるが、じつにたくさんの生薬が犇《ひしめ》いている。たとえば、白花蛇舌草《びゃっかじゃぜっそう》、山豆根《さんずこん》、金銀花《きんぎんか》、白毛藤《はくもうとう》、黄芩《おうごん》、青蒿《せいこう》などである。この中から一つを選ぶとなると、弁証をおこなう医師の経験と直観に頼ることになる。

一方、同じく生命場の歪みのベクトルを弁証でとらえて、経穴や経絡の刺激によって、歪みを是正し、本来の生命場を取り戻すのが鍼灸である。経穴と経絡のエビデンスが確立されたとき、場の医学として大輪の花を咲かせることになろう。

漢方薬にしても鍼灸にしても将来を担う立派な場の医学である。しかしその真価を発揮させるためにはどうしても弁証の客観化、再現性を手にしなければならないのである。道は遠いことは確かである。

④ホメオパシー

原料は植物、動物、鉱物といった自然界の物質で、植物が70%といちばん多い。簡単にいえば、この原料を砕いたあと90%アルコール溶液に漬けたものを濾過してできたものを母液という。さらにこの母液をアルコール溶液で希釈して原料が一分子も入っていないような液を作り、これをたとえば蔗糖《しょとう》と乳糖を混ぜた小さなピルに塗りつけたものを口内で溶かし口腔粘膜から吸収させるという治療法である。

その医学効果を生み出すメカニズムはどういうことなのか。母液を徹底的に希釈することによって物質性を排し、純粋な形になって取り出された、その物質の場のエネルギーが患者さんの生命場のエネルギーを高めることによって効果を生み出すのである。

これぞ場の医学ではないか。しかも個物《こぶつ》がまったく関与していない究極の場の医学ではないか。阿頼耶識の医学あるいは霊性の医学ではないか。大ホリスティック医学に最も近いところに位置している医学ではないか。

創始者はドイツのサミュエル・ハーネマン。日本ホメオパシー医学会の発足が２０００年１月。

ここは石にかじりついてもホメオパシーの効果のエビデンスを求めていかなくてはならない。

（3）医療と養生の統合の日常化をはかる

これまで述べてきたように、医療効果を高めるためには治しと癒しの統合、すなわち医療と養生の統合が不可欠である。基本的には私たち一人ひとりが養生に励むことが望ましいが、医療と養生の統合となると医療機関が率先して養生に取り組むことのほうが実《じつ》をあげることができるのではないだろうか。

そして、養生の中でも、食の養生と心の養生は個人差というものがあって、なかなか規格化ということはむずかしい。そこへいくと、気の養生の気功については規格化が容易である。いかなる気功でも、一人ひとりが好きな気功に励めばいいのだ。数種類の気功を用意しておけば、必ず、自分の気に入った気功に巡り合うことができるはずだ。

だからソーシャルワーカーや理学療法士と同じように気功師を雇い入れて、気功のできるスペースを用意すればよいのである。至って簡単ではないか。これで治しと癒しの統合ができると考えただけで楽しくなるのではないだろうか。

第7章

大ホリスティックな生き方

（1）目的は地球の生命力を高めること

大ホリスティックな生き方とは地球の場の生命力を高めつづけることに尽きる。場に内在するエネルギーが生命。そのエネルギーが何らかの理由で低下したとき、それを回復するべく本来的に場に備わった能力が自然治癒力。生命と自然治癒力とを合わせて生命力という。

また、自然界は小は素粒子から大は虚空に至る場の階層から成り、上の階層は下の階層を超えて含むという原理が働いているということは前述した通りである。だから地球の場の生命力を高めるためにはすべての階層の場の生命力を高めなければならない。そして私たち一人ひとりはAという場からBという場へと、場の中を移動して生きている。だから常にわが身を置いた場の生命力を高めることに貢献しなければならないのである。そのためにはその場に身を置く一人ひとりが自らの内なる生命場の生命力を高めながら、他の当事者の内なる生命場の生命力にも思いを遣《や》らなければならないのである。そうすることによって共有する場の生命力が高まり、それによってそこに身を置く人々の内なる生命力が高まり、そしてまた共有する場の生命力が……という好循環が生まれるのである。

たとえば〝医療〟という場について考えてみよう。医療とは患者さんを中心に家族、友人、さまざまな医療者の織り成す場の営みである。当事者一人ひとりが自らの内なる生命場のエネルギーを高めながら、他の当事者の内なる生命場にも思いを遣りながら、共有する医療という場のエネルギーを高めていく。

共有する医療という場のエネルギーが高まれば、そこに身を置く当事者すべての内なる生命場のエネルギーが高められる。すると、また医療という場のエネルギーが……という好循環が生まれることになる。

その結果、患者さんは病を克服し、家族、友人、さまざまな医療者などのすべての当事者が癒されていく。これが医療というものである。換言すれば、当事者のすべての生命力が高められることが医療の目的であって、治ったり癒されたりということは、ある意味では方便にすぎないのである。

こうして医療という場の生命力が向上すれば、家庭という場、職場という場などが次々と生命力を高めていって、結果的に地球という場の生命力が高められていく。これが大ホリスティックという生き方なのである。

（2）攻めの養生――自らを高める

養生とは生命を正しく養うこと。生きとし生ける者の定めである。私の幼時の記憶としては、病後の人に、

「養生しなされや」

「養生してくださいね」

と声をかける大人たちの言葉であった。

実際に往時の養生は、身体をいたわり病を未然に防ぎ天寿を全うするという、どちらかといえば消極的な守りの養生であった。ひるがえって、これからの養生は内なる生命場のエネルギーを日々勝ち取っていき、死ぬ日を最高に、その勢いを駆って猛スピードで死後の世界に突入するという、積極的な〝攻めの養生〟である。

目に見える身体が対象ではなく生命が対象になるのである。さらには死をもって終わりではなく、あの世に対する展望をも含んでいるのだ。空間的にも時間的にもスケール

が大きい。

しかも攻めの養生の推進力はＨ・ベルクソンの生命の躍動である。胸に煮えたぎるものがあって、初めて養生なのである。生命の躍動とはフランス語で「エラン・ヴィタル」、生命の創造的進化を促す内的な衝動力である。前述したように、チャールズ・ダーウィンの進化論に対してベルクソンが異を唱えて生まれた言葉なのだ。すなわち、生物の進化を説明するのだ。自然淘汰も適者生存も尤《もっと》もな考えで、ダーウィンの進化論が科学の歴史の中で燦《さん》として輝く偉大な功績であることを決して否定するものではないが、それだけで進化のすべてを説明するのは無理なのではないか。生命を生命たらしめている内的な衝動力というものが、そこに働いてこその進化なのではないかと言うのである。

ダーウィンが進化論を世に問うべく『種の起源』を著したのが１８５９年。その年にベルクソンが呱々《ここ》の声をあげたというのも因縁めいているが、彼が１９０７年に著した『創造的進化』を中心とする業績によってノーベル賞を手にするのだから、彼の生命の躍動は広く世に受け入れられていたのではないだろうか。

蛇足ながら記すと、養生法の基本中の基本ともいうべき呼吸法の会である「調和道協会」を創始者の藤田霊斎師が開いたのが明治40年（1907年）。『「いき」の構造』（岩波文庫）を著した九鬼周造の没年がベルクソンと同じ1941年。「全体論」を提唱したJ・C・スマッツの生年が1870年なら、全体論の陥りやすい背理について述べた西田幾多郎の生年も同じく1870年と、世の中の出来事はすべて洋の東西を問わず、目に見えない縁《えにし》の糸で結ばれているような気がしてならない。興味津々というところである。

閑話休題。確かにわが幼時に聞いたのは守りの養生ではあったが、はるか昔の江戸時代の三大養生書である貝原益軒の『養生訓』、白隠慧鶴《はくいんえかく》の『夜船閑話《やせんかんな》』、佐藤一斎の『言《げん》志四録《ししろく》』の説く養生はいずれ劣らぬ攻めの養生であることには、まさしく脱帽である。

『養生訓』の中の項目にあるのが、

「家業精励の中に養生がある」

世は江戸時代中期。大方の人々が家業を継いでいる。ご先祖さまの仕事ぶりに感謝しながら、さらには顧客の方々に喜んでいただくことを夢見ながら仕込みに励むときの身心。まさに養生の基本である。

「道を楽しむ者は命長し」

道とは後述するように、人によって異なるが、その人にとっての生き甲斐であり、あるいは人間としての尊厳である。日々楽しみながら道を追求していく、これも養生の術に違いない。

次いで『夜船閑話』。

「ところが、ここに至って重ねて考えてみたのである。中国の導引術遣《どういんじゅつづか》い、齢《よわい》八百年に達した彭祖《ほうそ》にしたところで、ただ生きているだけならば、愚かにも死骸の番をしている幽鬼のようなものではないか。これでは、古狸が穴の中で眠りこけているようなもので意味がない。生まれたからには、いくら生きても最終的にはやはり死ぬのだ。葛洪《かっこう》、鉄拐《てっかい》、張華《ちょうか》、費張《ひちょう》などという仙人がいくら長生きしたからといって、それらの仙人を現在見ることができようか。長生きしたとはいえ、やはり、皆、死んでいくのだ。

それよりは、四弘誓願《しぐ》による菩提心を奮い起こし、菩薩の威儀に学び、仏法の教えを説き、虚空に先立って死なず、虚空に遅れて生まれないというほどの、不生不滅であって虚空と同じ歳といった境地、不退堅固の真の仏法の姿をこの身をもって体現しようではないかと」

（『白隠禅師の気功健康法』帯津良一／佼成出版社）

そして『言志四録』。

「敬の一字はもと身を修める工夫。養生の要訣も、また敬の一字に帰着する」

養生の奥義は人を敬うことにあるというのである。私の病院の名称である「帯津三敬病院」の三敬も、三は『老子』の〝道は一を生じ、一は二を生じ、二は三を生じ、三は万物を生ず〟の三、すなわち万物を敬うことこそ医療の基本という考えから、常に敬の心を忘れないという意味で、三敬と名付けた次第である。

こうしてみると、貝原益軒、白隠慧鶴、佐藤一斎、三者三様に攻めの養生を目指していたことがわかる。

（3） 凛として生きる

かつて、川越のある養生グループが、「森のイスキア」を主宰する佐藤初女《はつめ》さんをお呼びして、毎年2月に講演会を開いていた。私は私で別のグループの縁で、森のイスキアをお訪ねしたり、私の病院の患者さんのために、初女さんをお呼びして、おにぎりの会を開いたりしたこともあって、この川越の養生グループとお付き合いをするようになり、日中は仕事が忙しいので、講演会は出席できないのであるが、せめて懇親会だけはということで出席することにしていた。

この年も2月の川越での懇親会に出席を予定していたところ、直前になって初女さんが90歳であることを知って、わけもなく胸さわぎがしてきたのである。甚《はなは》だ失礼な話だが、認知機能は大丈夫なのだろうかという不安である。

これはいつものことであるが、早目に懇親会場に入り、指定された初女さんの右隣の席に座って、初女さんの来場を待っていたのである。数人の方々があちらこちらで席に着いた頃、初女さんが会場に入ってきた。その歩く姿を一目見て、これは大丈夫だ。認知機能は十分に保たれていると確信した。

歩き方がリズミカルで足取りがしっかりしているのである。その上、顔の艶がいい。ほっと胸を撫で下ろしているところに私の席の左隣に着席。その瞬間、私の右斜め上の中空に、墨痕淋漓《ぼっこんりんり》、「凛として老いる」という文字が浮かんだのである。それからは初女さんが日本酒、私は焼酎という布陣で楽しいひとときが過ぎていったことは言うまでもない。

それからというもの、凛とした御老体のお目にかかる機会が増えていった。こちらの眼識が向上したにちがいない。佐藤初女さんのおかげである。

次なる凛とした御老体は仏教学者の山折《やまおり》哲雄さんである。もう数年前のことであるが、日本ホリスティック医学協会の秋の総会に次ぐシンポジウムのイベントの一つとして、私との対談をお願いしたのである。

前日は和歌山県で講演をして、一泊して、シンポジウムの当日上京するので、出番は午後にしてほしいということで、山折さんはお昼すぎに会場入り。この歩き方が、またいいのだ。姿勢良くリズミカルに歩いている。対談終了後に、懇親会にお誘いしたところ、「原則として晩酌は自宅ですることにしています。ここを夕方5時に出るとして、京都の自宅で夜8時30分頃には晴れて晩酌ができますので、このまま失礼いたします」と言われる。いやぁ、やはり凛としていると感嘆すること頻《しき》り。

もう一人が、いまでも敬愛して止まない〝伊那谷《いなだに》の老子〟こと英文学者の加島祥造《しょうぞう》さん。対談をして本を造るべく出版社の社長・山平松生《やまだいらまつお》さんと伊那谷を訪れたのが2005年の7月のこと。加島さんが82歳のときである。対談が済んで、近くの天竜川の土手を散策。ところが加島さんの歩くのが速いこと。これにはおどろいた。当時69歳の私も歩くのは速いほうだったが、その私が置いていかれてしまうのだ。置いていかれて加島さんの後ろ姿を見ていると、じつに姿勢がいい。背筋をぴんと伸ばして歩いている。

見ていて誰かの歩き方に似ているなぁと思った。そして気が付いたのである。星の王子さまに似ているのだ。あのサン・テグジュペリの『星の王子さま』だ！　凛とはりりしいとか、きりりと引きしまったさまをいうが、共通項の一つはリズミカルな歩き方のように思えてきた。

リズミカルで思い出すのは生理学者の有田秀穂《ひでほ》さんがよく書かれている神経伝達物質のセロトニンだ。私たちの脳の前頭葉の前頭前野からはセロトニン、ドーパミン、ノルアドレナリンが分泌されるという。そしてセロトニンは共感力を高め、ドーパミンは意欲を掻き立て、ノルアドレナリンはストレスに対する反発力を高めるという。

さらに、この三者を統率しているのがセロトニン。そのセロトニンの分泌を高めるのが、

①　呼吸法
②　リズム運動
③　朝日を浴びる
④　人と人との触れ合い

という。

そしてリズム運動として挙げているのが歩行と咀嚼であるという。こうしてみると、セロトニン、ドーパミン、ノルアドレナリンの三者の分泌が高まった状態が凛とした状態であり、その共通項の一つがリズミカルな歩行ということになるのではないだろうか。

私の場合は朝日が昇る前、まだ暗いうちに病院に入ることが多いので、朝日を浴びることにかけては後塵を拝してはいるが、呼吸法にかけては丹田呼吸法の調和道協会の元会長であることもあって、病院の気功道場で患者さんたちと呼吸法三昧の時間は決して短くはない。その上、女性とのハグは大好きときているので、凛として老いるための好位置をキープしていることはまちがいない。

（4）歓喜と創造、そして来世への展望

それにしても、このセロトニンの分泌を推進する要因が大きな喜びに裏打ちされていることはすでにお気付きのことと思う。リズミカルな歩行といえば、なんといってもマーチ、すなわち行進曲である。行進曲で思い出すのは、われわれの世代では小・中学校の運動会だろう。晴れ渡った青空の下、校庭に鳴りひびく行進曲が蘇ってくる。そして行進する誰も彼も、その顔は喜びに満ちている。

朝日を浴びるということにも喜びが必ず伴うものだ。陽明学の安岡正篤《まさひろ》先生の言葉に、

日の出とともに起きて庭の花に水を遣る。

というのがあるが、考えただけでも喜びが湧いてくる。画家の岡本太郎さんも庭で日の出を迎えるのが好きだったという。昇る太陽の光を浴びて、

芸術は爆発だあ！

と叫んでいる姿が彷彿としてくる。

そして呼吸法である。わが国の呼吸法の元祖といえば、なんといっても白隠禅師。『夜船閑話』の序文の最後を次のように結んでいる。

皆の者、この秘要《ひよう》（呼吸法）を励み勤めて怠らなければ、禅病（禅の修行によって生じる病気）を克服し疲労を取り去るのみならず、禅の修行が進み、抱き続けた大疑が忽然として氷解し、手を打ち呵々《かか》大笑《たいしょう》するような大歓喜を得ることになるだろう。

それは何ゆえか。月高くして、城影《じょうえい》尽く。つまり、呼吸法こそ大歓喜を生み出す根源であるというのである。

そして最後はハグだ。言うまでもなく相手は女性であるが、いまの私にとって、これほどうれしいことはない。

また、最期まで攻めの養生をつらぬくことが凛として生きる、あるいは凛として老いることであるという見方も可能である。そして攻めの養生の推進力はベルクソンの生命の躍動。これまで折にふれて述べてきたように、生命の躍動によって内なる生命場のエネルギーが体外にあふれ出ると、私たちは歓喜に包まれる。

この歓喜はただの快楽ではない。そこには必ず創造を伴っている。何を創造するのか。自己の力をもって自己を創造するのだという。さらに、生命の躍動、歓喜、創造という一連のダイナミズムは来世への備えであるという。

歓喜と創造そして来世への展望。これほど自然治癒力を高めるものはない。そして、これはまた、歓喜と創造そして凛として、と言い換えることもできるのである。

(5) 粋な生き方——思いやり

攻めの養生といい、凛として生きるといっても、これはあくまでも自分自身の問題である。しかし、われわれは社会、つまり他人《ひと》とのつながりの中で生かされている存在である。だから社会人としての生き方も追い求めなければならない。

社会人としての生き方こそ、私自身は粋に生きることであると思っている。『広辞苑』によれば、粋とは、

気持や身なりのさっぱりとあかぬけしていて、しかも色気をもっていること。

とある。

一方、九鬼周造の『「いき」の構造』では、

垢抜《あかぬけ》して(諦《てい》)、張《はり》のある(意気地《いくじ》)、色っぽさ(媚態《びたい》)

とある。両者ともほぼ同じだが、張りのある分だけ、九鬼さんのほうが良いか。九鬼

周造（1888〜1941）は東大卒の哲学者。一時パリに留学して、ベルクソンとも交流があったという。没年がベルクソンと同じなのも何かの因縁か。

垢抜けるとは垢がむけてさっぱりしているという意味だが、括弧内に諦とあるのは、どんなに魅力があっても最後まで追求せず、程好《ほどよ》いところで諦めろというのである。しかも諦めて中止してしまうのではなく、好位置をキープして、道を楽しめというのである。たとえば、私が人妻を好きになったとする。最後まで行くと、大変なストレスの山に入り込むことになる。だから、いったんは諦める。しかし全面撤退するのではなく、好位置をキープして、楽しみは残そうというのである。

次なる括弧は意気地である。意気地とは事を貫徹しようとする気力である。事とは自分の仕事でもよいし、生涯を賭けたわが道でもよい。これに気力をもって当たろうというのだから、人間として、これ以上の喜びはない。しかし、もしライバルが現れたら、〝どうぞお先に。私はあとから行きますから〟と道を譲れというのである。意気地には謙譲の美徳も伴っているのである。

そして最後の括弧は媚態《びたい》である。昨今はあまり使わない言葉だが、男に媚びるなまめかしい女の態度だという。しかし、ここは色っぽさを取って、男女を問わず、色気としたい。色気とは異性の気をひく性的魅力。

色気とはいかにして醸し出されるものなのだろう。内なる生命場が煮えたぎって、そのエネルギーが外にあふれ出るとき、異性を引き付ける物質が伴われて出てくるのではないだろうか。多くの昆虫に見られる性フェロモンのような物質である。人間ではまだ証明されてはいないが、将来、明らかにされる可能性もなきにしもあらずだ。

ところで、粋とは英語でなんと言うのだろう。和英辞典によると、

Stylish（おしゃれな）

Smart（気の利いた、しゃれた）

Fashionable（流行の）

Chic（上品な、あかぬけした）

Attentive（気配りの行き届いた）

Gallant（勇壮な、男の行為が〈女性に〉親切な）
といったところであるが、私自身は、
　Dandyism（おしゃれな、伊達好み）
を敢《あ》えて用いている。

人間の生き方の理想として、
内にダイナミズムを抱き
外にダンディズムを発揮する
としているのである。Ｄで韻を踏んでいるつもりなのだ。

（6）旅情豊かに――人生を俯瞰する

繰り返して言おう。人間は虚空からの孤独なる旅人。旅人は旅情を抱いて生きている。旅情とは喜びと悲しみ、ときめきとさびしさなどの感情が交錯する、しみじみとした旅の想い。

まず想い出すのはイギリス・アメリカ合作映画の『旅情』。デヴィッド・リーン監督。キャサリン・ヘップバーン、ロッサノ・ブラッツィ主演。じつに良い映画で、数年前にDVDで観たことがあったが、少しも色褪せない見応えのある映画だった。日本での封切りが昭和30年（1955年）、私が大学2年生の頃。常にわが青春時代への郷愁の中にある。

講演は年に100回近くおこなっているが半分以上が地方である。先にも述べたが、講演の帰路、空港や新幹線の駅のレストランで、一人旅情に浸ることにしている。生ビール２杯に地元の焼酎のロックが２杯で約40分。わが来し方行く末に思いを馳せるのである。来し方を想えば得意にしろ失意にしろ、さまざまな場面が、あたかも水彩画に見るかのように、柔らかく想い出されてくる。

たとえば、私の大学時代は、現在のように教養学部での理科三類というものはなく、あらためて進学試験に合格した者が医学部に進むことになっていた。私はここで生まれて初めての挫折を味わう。クラスメイトの中でも仲の良かった二人。H君は見事に合格。O君は私と同じ憂き目に。さらにクラスは異なるが、H君の高校時代の友人のN君も同じ憂き目に。

結局、H君にしてみると、仲良しの三人が全滅。自分だけが一人合格進学することになったのである。なんと彼は進学と同時に留年を決め込む。来年、仲間の三人が合格して来るのを待とうというのである。

O君とN君は迷わず来年の進学試験に照準を合わせてまっしぐら。斯《か》くいう私は、方向転換して教育心理学科に進んでみたが、なんとなく満たされないものがあり、初志貫徹とばかりに、７月になって、戦列に復帰。

二回目は三人とも見事に合格。H君の思惑通り事が運んだというわけで、じつにめでたいことになった。入学してからは、四人ともに至ってまじめな学生。学問に、クラブ活動に、そして映画に、トリスバーにと史上最強の昭和30年代前半を謳歌したものである。

OとNはテニス部。Hと私は空手部と袂を分かったものの、Oと私は麻雀敵。Nと私は映画少年のまま成長せず、徘徊する映画街も所を変えて、池袋から、日比谷映画に有楽座に、東劇にと移っていった。

アルコールについては、このメンバーだけではなく、高校時代の小野章一君、大学教養学部時代の階久雄《かいひさお》君のような肝胆《かんたん》相照らすような飲み友達はいなかった。だから、多くの場合は一人で飲んでいた。

医学部の授業が済んで、空手部の稽古がない日は、最初の頃は真砂町のバー「それいゆ」に出かける。このママさんはまちがいなく美人である。いつもにこにこしている感じがいい。しかし、私の目当ては違う人だった。もっと若い娘で、スマートな私好みの娘がいたのだ。もちろんママさんが良かったからなのであるが、いつも一人で行ってこの娘と喋っていた。それで十分だったのである。

でも後半はもっぱら西片町のバー・フローラだった。１９５９年9月26日に潮岬付近に上陸した超大型台風である伊勢湾台風が東京地方に最も大きな影響を及ぼした夕刻に、バー・フローラは私の下宿から徒歩５分くらいの地に呱々《ここ》の声をあげたのである。たまたまその夕、開店にさんざめくフローラの前を通ってそれを知ったのであるから、東京地方の被害はほとんどなかったのかも知れない。

開店して３日目にしてフローラに初見参。ママさんの永井せい子さんの第一印象は年の頃27～28歳。中肉中背の知的な美人である。爾来40年余にわたってママさんが急死するまで通いつづけたのであるから、フローラがわが心のふるさとであることはまちがいない。

ウイスキーも学生時代はもっぱら一杯50円のトリスのハイボール。社会人になってからは時にジャック・ダニエル。やがてトリスがカティサークに代わり、私のホメオパシー勉学のためのグラスゴー行き以来、マッカランの登場と相成るのであるから、これもわが人生の貴重なる歴史の一つにはちがいない。

　ところで四人組のうちの三人は齢80を超えて、いまなお健在である。O君だけが、働き盛りの50代に突然旅立って行った。ハンサムで、いつも静かな語り口の大人《たいじん》の風格。酒好きということでは私ほどではないが、麻雀は強かった。あの世で再会してみたい友人の一人である。あの静かな語り口を酒の肴にして、しばし杯を傾けてみたいのである。

（7）生きるかなしみをいつくしむ

これもしばしば述べてきたことだが、外科として食道がんの手術に明け暮れしている頃は、いかに良い手術をするかにのみ心を砕いていて、患者さんの心に思いを致《いた》すということは二の次という風情であった。ホリスティックとはきわめて遠い世界に身を置いていたのである。

それが中国医学に手を染めるようになると、望診《ぼうしん》こそ弁証の第一歩であるので、患者さんの顔をよく見るようになる。さらに練功の際は、皆さん私の一挙手一投足に注目しているので、こちらにしてみれば、皆さんの顔をじっくり見ることになる。

顔を見ていると、わずかではあっても心の中が垣間見えるようになってくる。そうして心の状態と病の動静との間に深い関係があることがわかってきたのである。わかるといっても悉《つぶ》さにではなく、あくまでも仄《ほの》かにではある。だから当初は、明るく前向きな心が病状の改善に資するところ大と見たのである。

もしそうなら、患者さんの心が明るく前向きを維持できるようにサポートすることも私たちの大事な仕事の一つではないかと考えるようになってきた。しかし、心について外科医はあくまでも素人である。そこで、日本ホリスティック医学協会の設立メンバーで、心療内科医の降矢英成《ふるやえいせい》先生に相談した。

私が話している間中、身を乗り出すようにして聞いていた彼は、私の話が終わるや否や、「やりましょう！　私を常勤医として雇ってください」と決意のほどを示し、まもなく菅原はるみさんと本宮ひとみさんの二人の心理療法士さんをしたがえて病院に乗り込んできた。彼らを中心に、医師、看護師長、鍼灸師などが加わって「がん心理療法」のチームが発足したのである。

しかし、彼らとて、この手の臨床は初体験である。どこから手をつけてよいかわからない。どなたか範を垂れてくれるこの道の先駆者が欲しい。先駆者といえば、何といってもアメリカの放射線科医カール・サイモントンさんだ。しかし、彼にすぐにおでましを願うわけにはいかない。そこで、サイモントン療法を最初にわが国に紹介した心理療法士の近藤裕《ひろし》先生に、このチームのスーパーバイザーをお願いすることにした。

このチームが発足して２～３カ月ほどして、私は自分の誤りに気付く。明るくて前向きな人が病状が良いのではなく、病状が良いから明るくて前向きになれるのだ。人間は本来明るく前向きにできてはいない。明るく前向きは世を忍ぶ仮の姿なのだ。そうであるとして、それでは人間の本性は那辺《なへん》にありやと、とつおいつ思いを巡らせてみた。

なかなか正解が得られないので、とにかく人間を観察してみることにした。まずはお蕎麦屋さん。私はかねてから、講演や会合の帰路、まだ陽のあるうちに、お蕎麦屋さんで一人杯を傾けるのがことのほか好きだった。これも旅情に浸ることのうちかもしれない。

そのようなとき、店内を見回すと、私のように一人で静かに杯を傾けている人が何人か居るのである。大抵は中年のサラリーマン風の人。外での仕事を終えての帰路という風情である。このような人たちを何気なく見遣《みや》っているうちに気付いたのである。それはほぼ例外なく、彼らの肩のあたりに哀愁が漂っているということだ。

そうか、人間の本性は哀しみだったのだ。

一方で、それらしき本を探し求めている最中に、山田太一さんの『生きるかなしみ』

（ちくま文庫）に巡り合う。これは山田太一さんの著書というわけではなく、〝生きるかなしみ〟をテーマにしたエッセイや短編小説を15編ほど集めたもので、著者の多くは日本の方々である。

序文とも解説ともとれる冒頭の文章の中で山田太一さんは言う。

「生きるかなしみ」とは特別のことをいうのではない。人が生きていること、それだけでどんな生にもかなしみがつきまとう。「悲しみ」「哀しみ」時によって色合いの差はあるけれど、生きているということは、かなしい。いじらしく哀しい時もいたましく悲しい時も、主調底音は「無力」である。ほんとうに人間に出来ることなどたかが知れている。偶然ひとつで何事もなかったり、不幸のどん底に落ちたりしてしまう。一寸先は闇である。

よくわかる。と同時に「かなしみ」には「愛しみ」「悲しみ」「哀しみ」の三種類があることを知る。微妙なニュアンスの違いはあるのだが、山田太一さんと同じように、私も「かなしみ」と平仮名で用いることにしている。

また、この本の中で最後に登場する水上勉《みずかみつとむ》さんが、生きるかなしみとは孤独なる旅人のかなしみだという。そう、われわれは虚空からの孤独なる旅人なのだ。前述したように旅人は旅情を抱いて生きている。旅情とは喜びと悲しみ、ときめきとさびしさなどの感情が交錯する、しみじみとした旅の想いであるが、その根底には生きるかなしみが横たわっているのだ。

だから、お互いの生きる悲しみを敬い合うことによって、医療が本来の温もりを取り戻すことになるのではないかと、20年以上にわたって説いてきたが、まだまだ十分とは言えない。それでも少しずつは変わってはきている。そう捨てたものではないのである。

なかには強力な援軍も現れてくる。その一つが前述した『思想としての「医学概論」』の中の一節である。もう一度引用しよう。


儚《はかな》い、無価値の存在としての人間同士が互いに寄り添い合うための行為として医学や医療を位置づけ直せば、そこには必ずしも高度な技術が必要なわけではありません。悲しみや苦しみがときに技術によって劇的に解消されることは否定しませんが、人間存在の根底にかかわる悲しみや苦しみは、結局相互的な行為のなかでしか癒されることはないからです。いま、医学や医療のあり方を、澤瀉久敬《おもだかひさゆき》が試みたように、科学論や生命論という大きな視点から、さらに社会科学的な視点から、根源的に考え直すときがきているると考えます。

どうです。この文章を山田太一さんの文章のあとに並べると、そのままごく自然につながると思いませんか。とにかくお互いの生きるかなしみを敬いながら寄り添い合えばいいのです。それほどむずかしいことではないでしょう。

（8）予感と直観を磨く

医療とは場の営みである。場を制するものは戦略。戦略とは単なる戦術の寄生集めではなく、複数の戦術を統合して新しい大きな力を生み出すのである。そして戦略とはお互いの戦力の分析の上に築かれるものではあるが、戦略を行使する上で、大事なのは直観である。ここに一冊の本がある。『戦略は直観に従う』（ウィリアム・ダガン著　杉本希子他訳／東洋経済新報社）である。原題名は『Strategic Intuition』。直訳すれば文字通り「戦略的直観」である。著者のウィリアム・ダガンは当時、アメリカのコロンビア大学ビジネススクールの准教授。

画期的な業績というものは、皆、この戦略的直観でなされているとして、戦略的直観は、

①　歴史上の先例に学ぶ

②　平常心にもどる

③　一瞥してひらめく

の三段階から成ると説く。

そして、その実例として、

①コペルニクスの地動説

②トーマス・クーンのパラダイム転換

③ビル・ゲイツの成功

④グーグルのIT革命

⑤ジョン・F・ケネディのアポロ計画

などを挙げている。

ところで、前述した通り、「直観」のほかに、もう一つ「直感」という語がある。世の中を見渡すと、この二つを厳密に区別せず、適当に使用している節《ふし》もある。漢和辞典でもこの両者をイコールで結んでいるものもあるし、逆にこの両者をはっきり分けているものもある。その一例として『広辞苑』の説明を再び紹介しよう。

【直感】説明や証明を経ないで、物事の真相を心でただちに感じ知ること。すぐさまの感じ。

【直観】〔哲〕（intuition）一般に、感覚知覚の作用や判断・推理などの思惟作用の結果ではなく、精神が対象を直接に知的に把握する作用。直感ではなく直知（以下略）。

直感と直観はやはり別物だったのだ。直感はすぐさまの感じだという。一瞬にして感じることなのだ。それに対して直観は感じではなく観ることなのである。何を観るのか。物事の本質を観るのだろう。つまり知的に把握するのである。だから哲学では直観なのだ。そして英語では「intuition」なのだ。

いつのことだったか、記憶が定かではないが、イギリスのオックスフォードで統合医学に関するワークショップが開かれたことがあった。そこで私が日本からの参加者を代表して挨拶をした際、直観について触れたところ、日本人の通訳さんが直観を「インスピレーション（inspiration）」と訳したので、「イントゥイッションですよ」と英語が苦手な私が訂正を申し出たことがあった。

インスピレーションだと日本語は霊感ではないか。これまた『広辞苑』によると、

【霊感】①神仏の霊妙な感応。また、神仏がのりうつったような不思議な働きをもつ感じ。②(inspiration)人間の霊の微妙な作用による感応。心にぴんとくる不思議な感じ。

ということで、直観とはだいぶちがう。

ついでにintuitionをある英和大辞典で引いてみた。

intuition…①直観、直覚。②直視された事実（真理）。③すばやく見抜くこと。

どうやらこの③のすばやく見抜くことが、直観を正確に言い得ているのではないだろうか。何を見抜くのか、物事の本質をと言いたいところだが、敢えて定めないでもよいだろう。

これまたついでに、intuitionを別の和英辞典で引いてみると〝直感〟である。直観は

影も形もない。混乱は増すばかりである。だから戦略の根底にある直観は〝すばやく見抜くこと〟と考えることにしたのである。

さて、直観といえば、なんといってもわれらがH・ベルクソンである。ローマの名医・ガレノスに端を発して、フランスのL・パスツールによって頂点を極めた分析的な医学に異を唱えて、分析の代わりに直観を、その形而上学の根底に据えて人間まるごとの医学を提唱したのだから、われらがホリスティック医学の元祖といってもよいだろう。

さらには直観が起こると生命の躍動が起こり、それによって内なる生命エネルギーが外にあふれ出ると、私たちは歓喜に包まれるという。一方、科学のおかげで、私たちは快適な生活を手にすることができた。これはこれでありがたいことではあるが、歓喜と快適とではどちらが大事だろうかと問いかけて、それは歓喜だろうと自問自答している。だから直観は分析より上位にあると力説しているのである。

このように生きていく上で大事な直観であるから、常に直観を働かせて、直観力を高めていかなくてはならない。たとえばホメオパシーの診断はコンピュータでおこなうのが世界的な趨勢であるが、時々はコンピュータを使わず、直観を働かせて、直観力が衰えないようにしてもらいたいものである。

また直観に負けず劣らず大事なのが、予感である。〝うん、これは俺のところに来るな〟という的中の予感こそ人生最高の彩りではないだろうか。

これはもう40年くらい昔の話だが、指揮者の小澤征爾《せいじ》さんが、アメリカの大きな賞を取ったことがあった。そのことを伝える新聞記事があり、その中に受賞者の弁として、「私には的中の予感があった」という言葉が紹介されていた。その賞はアカデミー賞のように、まず4～5名がノミネートされ、その中から二次選考がおこなわれるのである。

そのノミネートされた段階で小澤さんは、「これは俺のところに来るな」と予感したというのである。天にも昇る心地だったのではないだろうか。

（9）最後の晩餐

折にふれて、多かれ少なかれ死に対する不安を抱くことは、いわば人間の宿命である。なかでもがん患者さんは、死をより身近に感じてしまうとしても致し方ないことだろう。しかし、死の不安があまりに強いと、免疫力も自然治癒力も委縮してしまうので、患者さんの死に対する不安を少しでも和らげることも私たちの大事な仕事の一つなのである。

しかも、死に対する不安というものはきわめて個性的なものである上に、その程度も常にゆれ動くもので、一人ひとりこまめに対応していくしかないのであるが、でも何か大前提のような基盤が欲しくなる。その基盤を求めて試行錯誤を繰り返す中で、畏友・青木新門《しんもん》さんのお世話になることになったのである。

『納棺夫日記』（文春文庫）である。この中に、死に直面して不安におののく人を癒すことのできる人は、その患者さんより一歩でも二歩でも死に近いところに立つことのできる人であると書かれている。
何回か繰り返し読んでいるうちに、この件の重要性に気がついたのである。私の病院では今日亡くなる人もいれば明日亡くなる人もいる。その方々よりも死に近いところに立つためには、今日が最後の日と思って生きていかなくてはならないと気付いた次第である。私がちょうど70歳になった頃である。今日がこの世での最後の日であると思うこともそう無理な話ではない。それに、ふと気付いてみると、今日が最後だと思って生きている人が私以外にも結構居るものだ。心強いかぎりである。

朝起きたとき、「今日が最後だ！　しっかり生きよう」とまずは覚悟を決めるのである。そして今日一日やるべきことを心の中で一つひとつ確認するのである。するとまもなく今夕の晩酌がキリストの最後の晩餐に思えてきたのである。実際のキリストの最後の晩餐とはイエスが受難の直前、十二使徒と共にとった晩餐で、これがいつのことであったか諸説紛々《ふんぷん》といったところだが、最近の説の一つに、それは西暦33年4月1日の水曜日だという。

まずはよく冷えたビール。これが一気に喉をくだると背筋がピンと伸びる。次いでウイスキーの琥珀色が音を立ててロックグラスに注がれると、下腹部にある種の覚悟が生まれる。

「よし！　あと5時間半、しっかり生きよう」

という覚悟である。

そして飲むほどに酔うほどに、この覚悟が歓喜に変わっていくのである。うれしくてうれしくてたまらなくなるのである。これ以上の食養生があるだろうか。

これぞ、食養生の粋《すい》！

(10) 恋心

最後の晩餐と肩を並べる歓喜といえば、なんといっても恋心だろう。前にも述べたように私は60代に入って急に女性が好きになり、70代は五木寛之さんのいう大人の黄金期を心底謳歌し、80代に入っても女性好きは一向に衰えない。

恋心といい女性好きといっても若いときと同じようにと言っているのではない。いつもセックスを目標にしていたのでは身が持たない。さまざまなステージでの楽しみ方があるはずで、このことに目覚めることによって、恋の世界は虚空に向かって一気に拡大していくことになる。

ローマ時代の哲学者キケロの『老年について』（中務哲郎《なかつかさてつお》訳／岩波文庫）のなかでも、老年になって色事から遠ざかったように見えても、舞台劇を観るのに、かぶりつきで観るのが青年期の恋なら、最後部席で観るのが老年期の恋。興奮のあまり見失いがちなしみじみとした味わいというものが最後部席での恋だという。

実際にステージはさまざまだ。

遠くからちらちらっと眺めるだけでも良いが、時に言葉を交わすようにならばなおさらのこと。時に一夕、杯を交わすようになれば最高である。

握手も良いが、ハグができれば言うことはない。ハグも互いに頬を寄せ合うようになればなおのことだ。セックスにまで至らなくても、同衾して肌を触れ合っているだけでも、この世の天国だ。

このようにそれぞれのステージをＴＰＯ【時（Time）・所（Place）・場合（Occasion）】に応じて使い分けていくことだ。

いまのところの楽しみは女友達と杯を酌み交わしたあとハグ、そして別れるというものだ。一人では女友達だって負担になるだろうから何人かの女友達が付き合ってくれている。

人それぞれ、持ち味が違うのもまた楽しい。

憎からず思っている女性と杯を交わしながら談笑のひととき。終わってハグ、そして別れる。これぞ認知症の最良の予防法と確信し、大いに周囲に勧めているところである。

(11) 生と死の統合

この世で生と死を統合して、ある種の展望を抱いて、あの世に旅立って行くというのが、この世を生きる人間の理想像であり、すべての人々がこの理想を達成するのをサポートするのがホリスティック医学の目的のように思っている。

私自身、常にそうありたいと思ってはいるが、果たして、この世で達成できるかということになると、はなはだ心許ない。決して自信はないのである。しかし、一方で、もし駄目なら駄目でいいではないか、この世で駄目なら、あの世でやるさと高を括《くく》っていることも確かではある。

私の目の前で、見事に生と死を統合して、旅立って行った最初の人は、誰あろう、いまも敬愛して止まない、太極拳の楊名時先生であった。先生は私にとって太極拳の師ではあったが、先生から太極拳の手解《てほど》きを受けたことは一度もない。

その分、先生とはいつも酒を酌み交わしていた。先生ほどの酒の達人にこれまで出会ったことはない。6～7年間にわたって月に2～3回、先生のご自宅で杯を交わしていたが、一度たりともネガティブな感情に駆られたことはない。いつも春風駘蕩、瑞気《ずいき》満堂《まんどう》という雰囲気なのである。他人の悪口は決して口にしない。テレビや新聞を賑わしている出来事にも一切触れない。太極拳の話も一向に出てこない。帰宅して、今夕はどんな話題について話し合ったか思い出そうとしても何も思い出せない。ただ先生の笑顔が蘇ってくるだけである。

こうして、酒を酌み交わしながら、太極拳を含めた人生全般について、他愛もない話に花を咲かせながら、薫陶を受けていたような気がする。ただ、その中で、ほんの時にではあるが、こちらの身が引き締まるようなことを口にされる。一つは、

「私は生きるも死ぬるもありのままだからね。……先生は私の主治医だから、頼みますよ」

ということである。こちらとしては病を得ても医学的介入はしないで欲しいということであるから、幾分はストレスになる。先生はそれでよいとしても、ご家族や門人の方

はそうは思わないだろう。帯津に任かせておいたから、こうなったと非難されるに違いない。

もう一つは、

「私が死ぬときは先生の病院と決めているのだから、頼みますよ」

というもので、これも幾分はストレスになる。というのは折角来ていただいても、24時間、常に私が病院に居るわけではないし、スタッフの中には、志の異なる人もなきにしもあらずだったので、一抹の不安を禁じ得なかったからである。

念のためにお断りしておくが、現在なら、そのような不安は抱かないだろう。私が大ホリスティックを提唱して以来3年。志の高いスタッフが以前に較べて圧倒的に増えてきているからである。

やがて病を得て、先生はわが病院に入院する。いろいろつらい症状があるはずなのに、先生は淡々としている。少しも焦っている風はない。病状を説明して、緊急性のある処置を一つおこなったあとは、何事もなかったように泰然自若としている。こちらはこちらで、治療方針について、あれこれ思いを巡らせながらも先生との会話は酒席のそれのように、至ってさりげないものであった。

そんな折に、やはり太極拳の同志であるとともに医師である友人から、先生の病状の世界的権威が某がんセンターで積極的治療に挑んでいることを知らされたのである。さっそくこの話を先生にお伝えし、一度診てもらいましょうよと恐る恐る提案してみたところ、

「あ、よろしいよ」

と呆気ないくらい、いささかのためらいもなく腰を上げたのである。

その病院に入院して、治療方針決定のための検査を受けながら、2週間ほどした頃、担当医からの報告と期を一にして、先生からの電話である。

「結局のところ手術を勧められたのだけれど、私はあくまでもあるがまま。手術を受ける気持ちは毛頭ありません。そのことをお伝えして担当の先生の許可もいただいたので、川越の病院に帰りたいと思います」

川越の病院に帰って、いつもの病室のベッドに横になるや否や、気持ち良さそうに、

「僕はもう何処にも行かないよ！」

と叫んだのである。

それからというものは先生のお気持ちを優先して、身心の負担になるような治療をおこなわず、坦々《たんたん》と日は流れて行く。いつも私が帰宅する午後8時少し前に先生の病室へ。そっと扉を5センチほど開けて、左目で中を覗き込む。もし先生がすでにお休みなら、そのまま扉を閉めて帰宅するつもりなのである。

ところが先生は必ず扉のほうを見ているのである。そして私と目が会うや否や、

「帯津先生！」

と、よく通る声をかけてくるのである。扉を開けてベッドサイドに。

「先生、つらいことはありませんか？」

「つらいことはまったくない。それより、先生！　明日も早いのでしょう。早く帰りなさい」

ということで暇乞いをして帰るのであるが、私が帰ったあと、付き添っている家人が、

「本当に、つらいことはないのですか？」と声をかけると、

「つらいことは山ほどある。……帯津先生に安心して帰ってもらうために、あのように答えているのだよ……」

本当に頭の下がる毎日であった。


愛知万博での講演を依頼されて、名古屋行きのために前泊している東京のホテルへ、これも太極拳仲間で初代総師長の山田幸子さんからの電話である。

「楊先生、今日だと思います……先生、どうなされますか？」

急遽講演をキャンセルして病院へ。

先生は目を閉じて下顎《かがく》呼吸（瀕死の状態に出現する、下顎の上下の動きを伴った不規則な呼吸法）をしている。

「先生！」

と声をかけると、目をかっと見開いて、

「おお！」

と言いながら右手が前に。いつもの力強い握手である。次いで左手が。これも固い握手。先生は安心したのか両手をしっかりと握り締めたまま再び目を閉じる。

〝ああ、先生は見事に生と死を統合されたなあ！〟

と確信したのはこの時である。


一口に生と死を統合するといっても、これは並大抵のことではない。日頃のそれなりの努力が必要である。まずは死を手の内に入れることである。死は生きとし生ける者、誰にも平等に訪れる。これから逃れることはできない。だったら、徒《いたずら》にこれを忌み嫌ったりせずに、平生からこれと馴れ親しんで、これを手の内に入れてしまうことである。

馴れ親しむということは、折にふれて自分の死について思いを巡らせたり、死を話題に取り上げたりすることで、私の場合は、講演の帰路、駅や空港のレストランで、しばし旅情に浸るとき、自分の死ぬ場面や死後の世界の友人たちのことに思いを巡らすのが珍しいことではない。

自分の死ぬ場面はいわばわが人生のラストシーンである。名画のラストシーンがすばらしく良いように、わがラストシーンも大いに期待して、あれこれイメージするのは楽しいものがある。

かつて作家の五木寛之さんと対談している際、ラストシーンの話になって、五木さんはその時、望ましいラストシーンは、林の中で野垂れ死ぬことだと言われるので、私も野垂れ死はいいと思うが林の中は御免ですねと申し上げたところ、じゃあ何処でと問われて、五月の宵《よい》、谷中の居酒屋さんの前がいいですねと答えたものである。

のちに、この谷中の居酒屋さんの話を立川談志さんにしたところ、

「それは入る前かね、それとも出てきてからかね？」

と来た。さすがは談志さん、鋭いことを言う。

「そりゃあ、入る前ですよぉ」

初鰹で一杯と、胸躍らせて居酒屋さんの暖簾をくぐろうとしてバタリと逝くのである。

もう一つのラストシーンは病院の中である。外来棟の広い廊下を私が急ぎ足で歩いて

いる。前を行く美人の看護師さんが、徒《ただ》ならぬ気配を感じて後ろを振り向く。私が前のめりに倒れようとしている。その私を支えるべく、看護師さんが両腕を差し伸べる。その腕の中に倒れ込んだ私は、彼女の胸の谷間に顔を埋めて事切れる。

胸の谷間といえば、楠本憲吉（1922〜1988）さんの作に、〝汝が胸の谷間の汗や巴里祭〟という句がある。巴里祭といえば7月14日。7月14日のパリのホテルで……というようにどんどんイメージが膨らんでいく。

また、イギリス映画『第三の男』（1949年）のラストシーンもいい。中央墓地の冬枯れの並木道をアリダ・ヴァリが歩いてくる。道路脇の荷車に寄り掛かるようにして、彼女を待つジョセフ・コットン。彼女は前方を見つめたまま、ジョセフ・コットンを一顧だにせず、通り過ぎて行く。監督はキャロル・リード。原作はグレアム・グリーン。原作ではジョセフ・コットンに気付いたアリダ・ヴァリがジョセフと肩を並べて歩きながら、ジョセフの腕に手を通すという、いわばハッピーエンドになっていたのを、キャロル・リードがグレアム・グリーンにお願いして、あのように変更したのだという。

このことをどこかに書いたところ、私の患者さんの一人が、私に似ているからといってグレアム・グリーンの写真を送ってきたのにはおどろいた。このようにラストシーンはどこまでも膨らんでいくようだ。

また、自分のあの世行きが近づいてくると、早く来ないかという先に行っている人たちの声が聞こえてくる。

まずは楊名時先生。先生は旅立ちの1週間ほど前に、

「帯津先生！　……また鰻屋さんでいっしょに飲もうよ……」

と言い残していったのだ。もちろん、あの世での鰻屋さんだ。さぞかし、首を長くしてお待ちになっていることだろう。

そして、仏教史の鎌田茂雄先生。谷中の全生庵《ぜんしょうあん》の清風仏教文化講座で何度ごいっしょしたことか。先生が先にお話をされて演壇を下りてくる。先生のあとを受けて喋るために私は演壇に向かう。ご本尊さまの前ですれちがいざま、互いに笑顔で会釈。

このとき、同時に会釈のつもりが、ほんのわずか先生のほうが早いのである。私が会

釈に入ろうとするとき、すでに先生の禿頭《とくとう》が私の胸元に届いているのである。真剣勝負なら切られるのは私のほうだ。心して臨むのだがどうしても後《おく》れをとってしまうのだ。しかし、尾張の城下でたまたますれちがった柳生兵庫と宮本武蔵を思い出し、ほのぼのとした気持ちになることもあった。あの世で再会したとき先手をとれるか、いまから楽しみにしている。

東大前のバー・フローラのママさんである永井せい子さん。開店以来40年余にわたって通いつづけたのだから、家族以上のお付き合いである。昔は東大の学生さんを中心に賑わっていたが、私が川越に病院を開いてからは学生さんの姿はめったに見られなかった。学生さんたちの興味の対象が拡大したということなのだろうか。

私が扉を押して中に入ると、お客さんは皆無。カウンターの中に立つママさんが、私を見て、やさしい笑顔で、

「あらっ!」

少し間を置いて、

「いらっしゃい」

一日の疲れが一瞬にして雲散霧消する。

ある日いつものように訪れると扉に鍵がかかっている。私たちに黙って休むなんてことはこれまで皆無だったので、おかしいなと思って隣の鰻屋さんのご主人に問うと、

「先程、お客さんといっしょにタクシーで出かけましたよ」

そうか、お客さんの具合が悪くなって、病院にでも連れて行ったのだなと理解して帰宅。ところが病を得たのはママさんのほうで、手術の甲斐もなく、あっという間もなく帰らぬ人となってしまったのである。

葬儀に集う人々はほとんど男性。そこかしこで手放しで泣いている男がいる。弔辞を読みながら私自身も貰い泣き。終わって一息ついているところへ、数少ない古くからの女性のお客さん。

「ねぇ、ママさん誰をいちばん好きだったと思います？」

目を白黒させると、

「先生のことよぉ……」

「えっ！」
と一声、あとは絶句。そしてママさんに無性に会いたくなったのである。何も言われなくてもいい。いつもの「あらっ！」だけでいい。

ほかにも待っている人は山ほど居る。思い出すままに挙げてみると、親友の外科医で手術と酒の名手である片柳照雄さん。草原の友人で外科医のウインダライさんと内科医のアルタンサンさん。愛のポイント協会の霜田勝さん。がんの心理療法のカール・サイモントンさんなどなど、枚挙に遑《いとま》がない。ますますあの世が楽しみになってきた。

⑿　道を楽しむ者は命長し

調和道協会という団体をご存じだろうか。丹田呼吸法の修行を目的とする団体である。呼吸法はインドのヨガ、中国の気功の中核を成す４０００年以上の歴史を有する養生法である。丹田とは下腹部の臍下にある生命エネルギーの湧き出《い》づる空間。この空間を刺激して生命エネルギーの湧出《ゆうしゅつ》を目的とする呼吸法が丹田呼吸法である。

調和道協会は明治40年に真言宗の僧侶である藤田霊斎《れいさい》師によって創始され、大正から昭和にかけて一世を風靡したあと、ハワイにも橋頭堡を築き、アメリカ大陸進出の機会を窺うほどに隆盛を極めた。

私がご縁をいただいたのが昭和50年代の前半。その後しばらくして第三代の会長に就任。17年間にわたってお付き合いをさせていただいた。本部道場には男女一体ずつ計二体の木像が鎮座していた。

名付けて「調和の真人」。真人とはまことの道を体得した人。丹田呼吸法に日夜励むことによって真人の境地を目指そうということである。
まことの道とはどのような道なのか。ヒントは貝原益軒だ。『養生訓』に、

道を楽しむ者は命長し

とある。そして道にしたがい楽しんで過ごすならば、大きな幸せであるという。
この道がまことの道であり、益軒先生はこの道を『老子』のタオと考えていたのではないだろうか。前にも述べたが『老子』の第48章に次のようにある。

学を為す者は日に益し
道を為す者は日に損す。
之を損し又た損し、以て無為に至る。
無為にして而も為さざる無し。

学を為す者は日々に知識を溜め込んでいくが道を為す者は日々に溜まっているものを捨てていく。捨てて捨てて捨て切って無為自然（自然のままで作為のないこと）を獲得する。無為自然にして、ついに虚空いっぱいに拡がる大いなる命を手にすることになるのだ。

この道は人によって異なるが、それぞれの道を楽しむことによって、知らず知らずのうちにまことの道を体得することになるのではないだろうか。私の場合は、

最後の晩餐

講演と執筆

太極拳

女性との交歓

などを日々、折にふれて楽しむことによって、いつの日かまことの道を体得できるものと確信している。

それにしてもどこかで見たような楽しみだ。すべてが自然治癒力を高める要因なのだ。その通り、まことの道は自然治癒力の高まりを内蔵しているのだ。

死の不安を乗り越える「大ホリスティック」な生き方

生と死を統合する新時代の医療と養生

2018年12月25日　初版発行

著者　帯津良一

帯津良一（おびつ・りょういち）
日本ホリスティック医学協会名誉会長。日本ホメオパシー医学会理事長。1961年、東京大学医学部卒業。東京大学医学部第三外科、都立駒込病院外科医長を経て、1982年、帯津三敬病院を開院、現在は名誉院長。西洋医学に中医学やホメオパシーなどの代替療法を取り入れ、ホリスティック医学の確立を目指している。『健康問答』（五木寛之氏との共著　平凡社）、『大ホリスティック医学入門』（春秋社）ほか著書多数

発行者　佐藤俊彦
発行所　株式会社ワニ・プラス
〒150－8482
東京都渋谷区恵比寿4－4－9　えびす大黒ビル7F
電話　03－5449－2171（編集）

発売元　株式会社ワニブックス
〒150－8482
東京都渋谷区恵比寿4－4－9　えびす大黒ビル
電話　03－5449－2711（代表）

装丁　橘田浩志（アティック）、柏原宗績
撮影　高橋聖人
印刷・製本所　大日本印刷株式会社

ISBN 978-4-8470-6141-7
ワニブックスＨＰ　https://www.wani.co.jp